U0111862

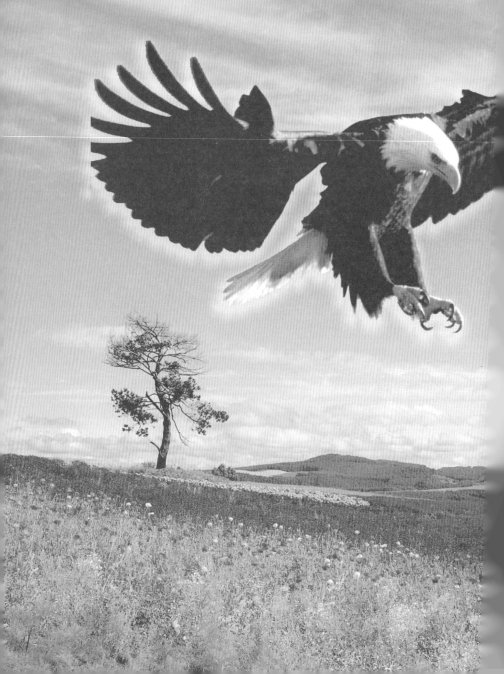

大展好書　好書大展
品嘗好書　冠群可期

大展好書　好書大展
品嘗好書　冠群可期

岳武穆 八段錦匯宗

原著　金鐵庵　濂浦　鐵崖

整理　三武組

大展出版社有限公司

三武挖整組
（排名不分先後）

【組長】

　　高翔

【寫作組】

　　高　飛　鄧方華　閻　彬　余　鶴

　　景樂強　董國興　陳　鋼　范超強

　　趙義強　謝靜超　梁海龍　郭佩佩

　　趙愛民　黃守獻　殷建偉　黃婷婷

　　甘　泉　侯　雯　景海飛　王松峰

【繪圖組】

　　高　紳　黃冠杰　劉　凱　朱衍霖

　　黃　澳　凌　召　潘祝超　徐　濤

　　李貢群　李　劍

目　錄

岳武穆
八段錦匯宗

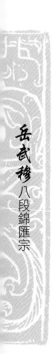

岳武穆八段錦匯宗

第一章
真本岳飛八段錦
（金倜庵）

倜 庵 序

八段錦之法，創自南宋岳武穆，盛傳於北方，實為強身健體、鍛鍊筋骨之良法，與「易筋經」有異曲同工之妙。

吾之得授其法也，猶在幼時，傭叟歸姓者能技擊，以吾之體弱多病也，請於吾祖父，願以「八段錦」之法相授。時重文輕武之見猶深，祖父心頗不然，而姑命試習之。一年而效乃大著，飲食驟增，身體大健，乃信其術之驗，益勤習之，從此不復如前之孱弱多病矣。

後於坊間購得《八段錦》小冊子一本，歸而演之，法乃大異。其動作竟如柔枝嫩葉，弱不禁風者，

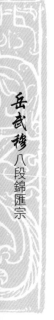

且絲毫無著力之處，竟如今日小學校中所授之柔軟體操。於是，始知坊本乃東擷其蘿，西挽其葛，拉雜湊合而成，藉以欺人，藉以漁利而已。

若或詢授此者，則彼必曰：派有南北，拳有長短；子之所能，非可過人，而強人同於子也。此不通之論也。夫岳武穆為北人，八段錦為岳武穆所創，則其為北派無疑，何從而南北哉？於此亦可見坊間俗本之誤人矣。

茲特將昔者歸叟授吾之原抄本，加以按語，刊行於世，一以正坊本之誤，一以使學武者得此真本。庶可收其實益，不致走入迷途，空費光陰也。

八段錦與易筋經，雖完全不同，然功效則相等，若能並習之，則獲益當不止於卻病健飯而已也。

　　　　　　　　——佝庵識於海上寄廬

第一段　拔地擎天理三焦

一、第一勢

【練法】

1.先將兩足分開，相離一大步，膝屈、身下沉，作坐馬勢；兩手握拳，直垂於後。此為起手前之勢。（圖1-1、圖1-2）

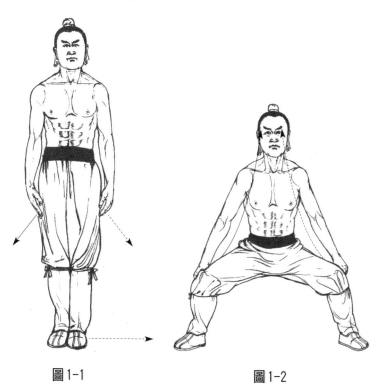

圖1-1　　　　　　　　圖1-2

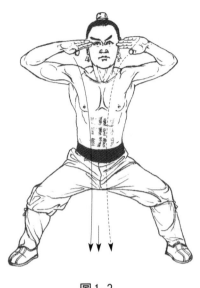

2. 兩拳鬆開成
掌，後屈肘從前面向
上提起，掌心向下，
指尖相對，舉至齊
眉。（圖1-3）

圖1-3

3. 更運足全力於
腕臂，兩掌向下緩緩
用力捺下；兩膝挺
直，身即乘勢下壓。
以兩掌及地為度，頭
頂向前，兩手指尖相
向，兩足跟不宜上
提，氣須凝固，呼吸
宜輕緩。因胸腹緊
壓，內部受逼故也。
（圖1-4）

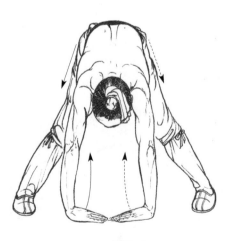

圖1-4

二、第二勢

【練法】

1. 雙掌下捺及地時，即屈指緊緊握拳，拇指第二節與餘四指第二節相扣，上身即緩緩收起。復坐馬勢，兩臂用力挺直於前，拳宜緊緊如握重物。（圖1-5）

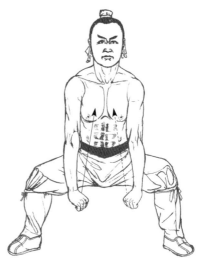

圖1-5

2. 然後，更屈肘兩拳向上緩緩提起，須用十分氣力，提至齊脅為度。（圖1-6）

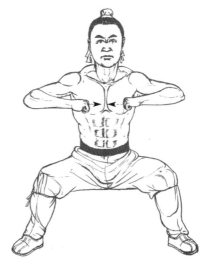

圖1-6

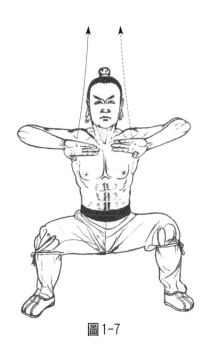

圖1-7

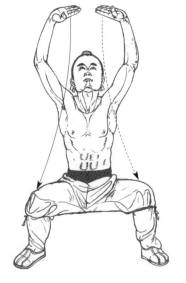

圖1-8

三、第三勢

【練法】

1. 兩拳提至脅際時，即撒拳成掌，掌心向下，指尖相向。然後用力將肘下紮，小臂及腕掌由外向內翻起，至掌心翻至向上時，用足全力，將兩掌向上徐徐托起。如托千斤重閘，至臂直為度，兩手上托時，頭向後仰。目視指尖。（圖1-7、圖1-8）

2. 托一炊時，手從左右落下，還原。（圖1-9）

【按】

此段三盤俱至，為清三焦鬱熱之法。兩手下按，上身俯壓，此屬下盤；兩拳上提，齊脅而止，此屬中盤；翻掌上托，如舉泰山，此屬上盤。合上、中、下三焦也。

坊本有，但以兩掌舉頭上，向上微伸者，中下兩盤皆不顧及，即見其謬妄耳。學者宜審思明辨之。

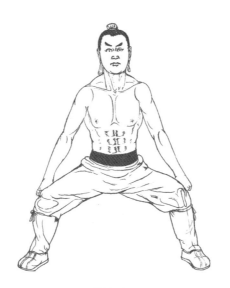

圖1-9

第二段　開弓勢滇如射雕

一、第一勢

【練法】

1. 亦作坐馬勢。（圖1-10）

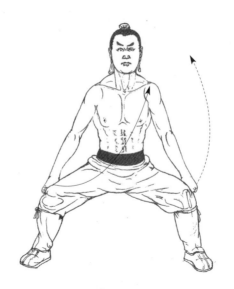

圖1-10

2. 兩拳上提，右拳置左肩下，肘屈當胸而平於肩，拳面向前，拳口向裡；左肘微屈向後，左拳斜舉肩尖前，與右拳相對，拳背向外，拳口向外，上身略偏於左，頭因之。目直視左拳。（圖1-11）

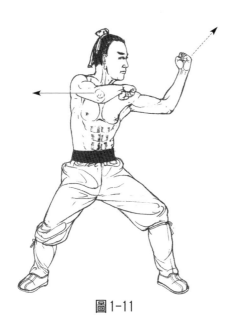

圖1-11

　　3. 然後，左手向
外托出，右手向右猛
拉，右肘力向後逼。
至左臂挺直，右拳至
右肩前，高與肩齊為
度，此時上身仍向
前，而頭轉於左。目
視左拳。（圖1-12）

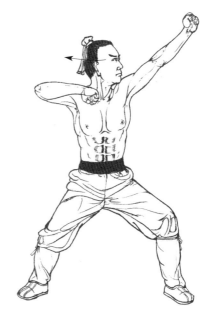

015

圖1-12

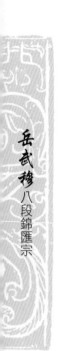

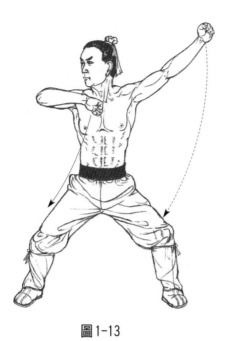

4. 至左臂挺
直，右臂拉足，
一呼吸後，頭即
緩緩向右旋去。
（圖1-13）

圖1-13

5. 手下落，還
原。（圖1-14）

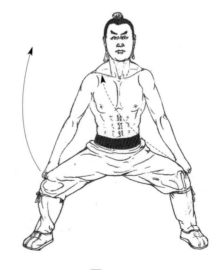

圖1-14

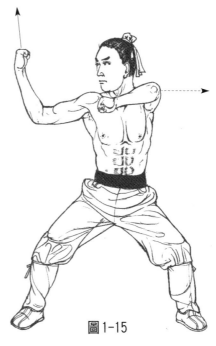

二、第二勢

【練法】

1. 與第一勢相同，但左右易位行之耳。左拳置右肩下，肘屈當胸而平於肩；右肘微屈向後，右拳斜舉肩尖前，與左拳對相。然後右拳外托，左拳內引，頭先偏右，更向左一旋視，緩緩旋回。（圖1-15～圖1-17）

2. 餘與第一勢完全相同。（圖1-18）

圖1-15

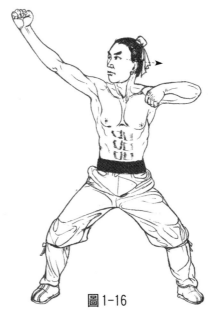

圖1-16

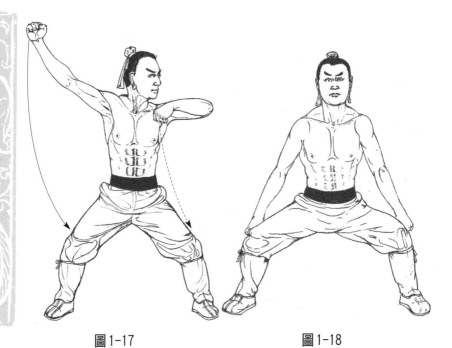

圖1-17　　　　　　　　　　圖1-18

【按】

開弓之勢，古有一手托泰山、一手抱嬰孩之訓。

此段雖非真執弓抉射，亦宜體會其意而行，庶名實之相符。故外托之手，宜用十二分力量，緩緩伸出，如執弓背。後拉之手，宜拳、肘、肩三部相平作抱物狀，如引弓弦。外托之拳，宜略向上斜，唯臂須直，符射雕意也。頭旋視後方者，察引弦之手，果相平否也。

坊本外托之手，有以指掌行之者，殊不合開弓之勢，徒見其拙耳。

第三段　調理脾胃手單托

一、第一勢

【練法】

1. 初亦作坐馬勢。（圖1-19）

2. 兩拳上提，右拳及腰而止，拳口向外，拳心向上，近小指處，緊貼腰部；左拳高與頭平，而伸出於頭之外約半尺處，拳口向上，拳心向外，上身偏右。目視左拳。（圖1-20）

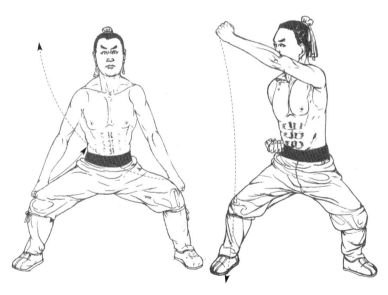

圖1-19　　　　　　　　圖1-20

3. 然後，兩腿挺直，左拳下壓，斜垂於右足尖外二三寸處。（圖1-21）

4. 更將左拳從下向左蕩轉，齊下半身劃一半大環，上身亦因之扭繞至左方，徐徐升起。至直立時，

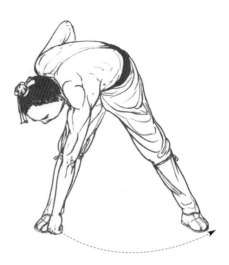

圖1-21

上身向正左，左拳變掌屈置左肩前，掌心向上，指尖向後；右拳亦變掌置腰間，翻掌向下，指尖向前。（圖1-22、圖1-23）

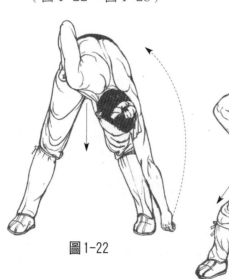

圖1-22

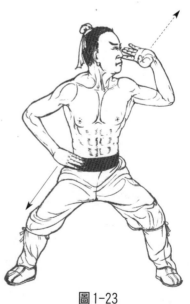

圖1-23

5. 更將左掌用力緩緩向上托，右掌用力緩緩向下捺，以臂直為度。（圖1-24）

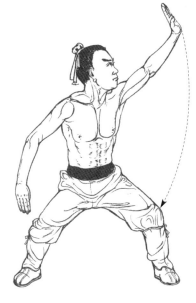

圖1-24

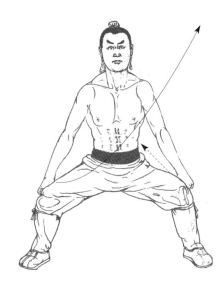

圖1-25

二、第二勢

【練法】

1. 與第一勢相同，唯左右易位行之耳。（圖1-25）

2. 先左拳仰置腰間，右拳舉至頭左外，身偏於右；然後貼身下壓，右拳向右拖轉，劃一下半身半大環。

上身緩緩升起，偏向右方，右掌屈右肩前，左掌置左腰下。更將右掌用力緩緩上托，左掌向下用力緩緩下按，臂直為度。（圖1-26～圖1-31）

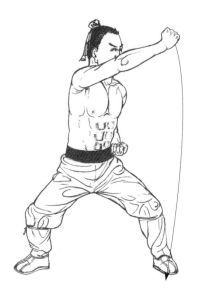

圖1-26

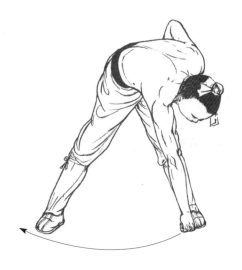

圖1-27

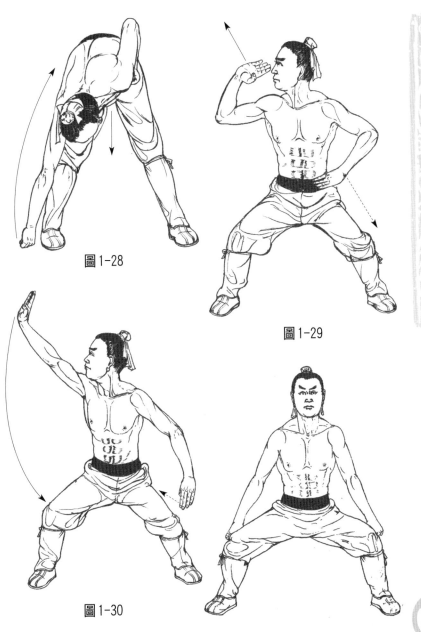

圖1-28

圖1-29

圖1-30

圖1-31

【按】

此段乃清理脾胃垢熱之法，故必將上體俯仰旋轉，使胸廓開展，脾胃翕張，而獲調和之益。

俯身向下時，兩膝宜直，至蓄掌待發時，左掌在上，則身偏於左，略向下傾，目視指尖。至兩臂舉直時，身直，頭略向後仰，目視手背。兩臂皆斜置，左行則左膝微向前屈，右行則右膝微向前屈，唯在後之腿宜伸直。

坊本有以兩手交替上托，而直立之者，似與調理脾胃未盡合也。

第四段　欲治勞傷向後瞧

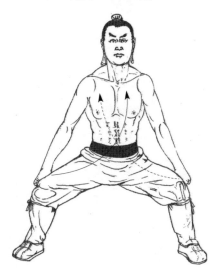

一、第一勢

【練法】

1. 亦先作坐馬勢。（圖1-32）

圖1-32

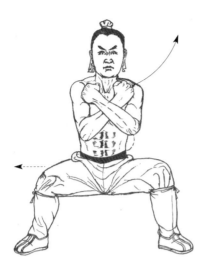

圖1-33

2. 兩手握拳，提至胸，次折肘翻拳向上，交叉成十字形，拳口向上，左拳在外，右拳在內。（圖1-33）

3. 然後，將兩腿緩緩直立，上身拗向左面；兩拳撒開，兩臂外分，右掌向上托，左掌向下捺；頭旋轉向後，與左肩平，不宜傾側，目向後下視，以能見右踵為止。（圖1-34）

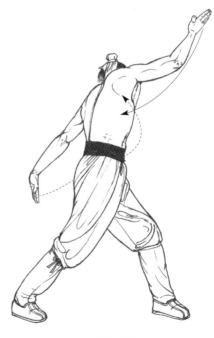

圖1-34

二、第二勢

與第一勢相同，唯方向互易耳。

【練法】

1. 兩拳交胸時，右拳在外，左拳在內。（圖1-35）

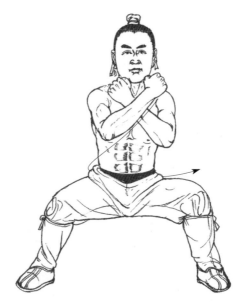

圖1-35

2. 身向右拗，左掌上托，右掌下捺，頭亦右旋，以目能自視左足踵為止。（圖1-36、圖1-37）

【按】

五勞七傷，患在腎部，故此段當重於腰。拗身轉腰，即所以使腰腎伸舒收縮，而調理其內部也。

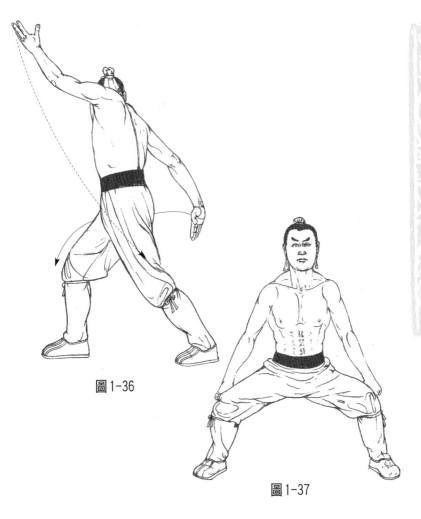

圖1-36

圖1-37

目後顧自視其踵者，所以清相火，去邪濁也。左右互行，使無偏倚之弊，而均其力也。

行此段者，為時宜稍長，著力練之，必獲奇效。如初學者每以時久為苦，則可逐漸加長，亦不必過事勉強，以致疲乏，反失其效，宜慎之。

第五段　握固定睛增膂力

一、第一勢

【練法】

1. 亦作坐馬勢。（圖1-38）

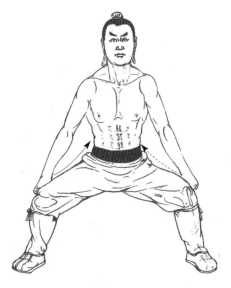

圖1-38

2. 兩手握拳，上提齊腰而止，拳背向下，拳口向外，近小指處，緊貼腰間，肘突於後，宜緊合，不能向兩旁膨出；頭略上昂，兩皆須睜至極度，目睛突出前視，須如金剛怒目。然後將雙拳用十二分力量，緊

緊握固，兩肘極力向後挫，須後引至不能再向後時為止。如是運力約四十九次呼吸時，鬆拳下皆，復第一圖勢。（圖1-39）

唯時能延長則更妙。初學如力不能支，即不及四十九次呼吸，亦可逐漸增長。

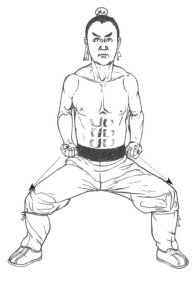

圖1-39

【按】

此段完全練兩臂及腿足之力。

行時宜用十二分氣力，且須堅實下盤，使全身不至動搖。

目怒視，如臨大敵者，所以凝神攝氣，固全身也。

行時呼吸宜照常，不宜拼氣，否則行功未畢，而喘息因之，則氣散而神亦耗矣。於此而欲求獲其益，不待智者而知其決不能也，切宜慎之。

第六段　攀趾搖擺實腎腰

一、第一勢

【練法】

1. 亦作坐馬勢。（圖1-40）

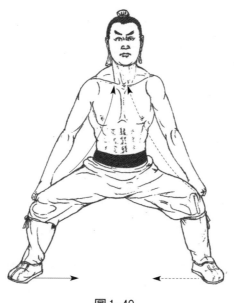

圖1-40

2. 先將兩手握拳，上提至脅際，上身即因之上升，兩腿直立。然後，貼身下壓，兩拳變掌，亦隨之下按，至上身平置為止。勢略如圖1-4，唯彼以兩掌

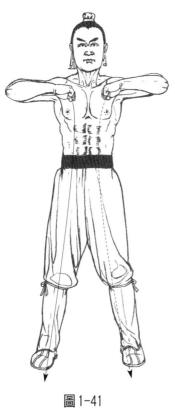

圖1-41

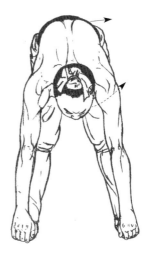

圖1-42

下按，此則兩手攀住足尖，
為稍異耳。（圖 1-41、圖
1-42）

3. 更將頭向左搖，臀尾
即亦向左擺動。（圖1-43）

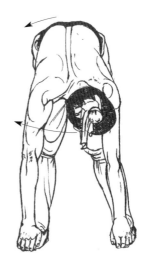

圖1-43

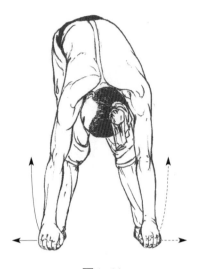

圖1-44

二、第二勢

與第一勢相同，唯左右互易方位耳。

【練法】

1. 待頭搖、臀左擺至極度時，即搖頭向右，擺臀至右方極度處。更向左行之。（圖1-44）

2. 左右各行二十四次，然後復原勢。（圖1-45）

【按】

此段實為練腰腎之無上妙法。

夫搖擺者，搖其頭，擺其尾也。搖頭擺尾，走獸類善為之，而其筋骨實較人為強，良亦有故。今俯身攀足，所以模仿獸形也。

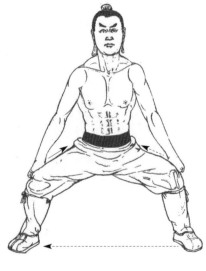

圖1-45

如是，則全身之筋絡血脈，皆緊張之極，然後更搖其頭，而擺其尾，則開展舒適，自得自益。且頭尾向左，而腰腎之部，必突向右；頭尾向右，腰腎必突向左。左右交互行之，使無偏倚之病，故曰此為練腎腰之無上法也。

第七段　搬足矗立去心火

一、第一勢

【練法】

1. 全身直立，兩足緊併，雙掌垂股際，兩腿須用足全力，務使下盤堅實，切忌動搖。（圖1-46）

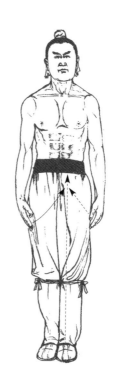

2. 然後，將左足緩緩向上舉起，兩手即從左右向前挽去，攀住左足。此時，右足單足著力，左足前舉，膝微屈，小腿平直，兩臂直舉於前，握住足趾，用力向內扳，而足則須用力向外蹬。

圖1-46

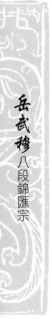

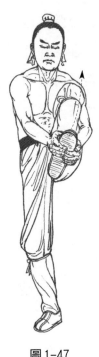

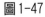

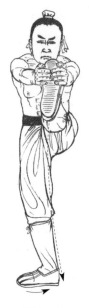

圖1-47　　　　　　　　　　圖1-48

（圖1-47、圖1-48）

二、第二勢

【練法】

如上勢，舉約十二次呼吸時，兩手撒開，與腿皆緩緩放下。然後，右足前舉，兩手緊攀，左足單足矗立。（圖1-49～圖1-51）

及舉至十二次呼吸後，更緩緩放下。如是左右交替行之，各行十二次而止，行時呼吸宜如常。

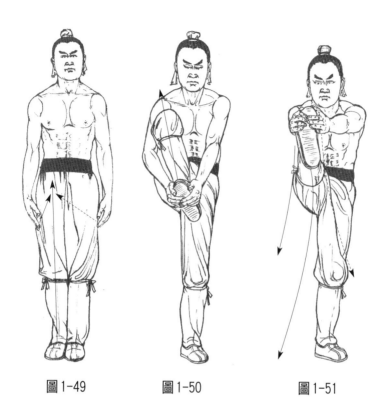

圖1-49　　　　　圖1-50　　　　　圖1-51

【按】

此段較以上六段為難，蓋一足矗立，非具有極大力量，實不易穩固。

足上舉宜緩，下落宜輕，上身最忌俯仰傾側。一足矗立，正所以鎮其中，持其平，人得中平之道，則心火自去矣。心火既去，則百病不生，一切邪魔自遠，故心平氣和為養生之要訣。

行時宜徐緩，若急驟行之，則非但足跟容易搖

動，且神不能凝，氣不能聚，決不能收其功效也。習者宜注意之。

第八段　俯仰七顛百病消

一、第一勢

【練法】

1. 亦作坐馬勢。（圖1-52）

2. 拳變掌，上抬置胸際，掌心向上，手指相對。（圖1-53）

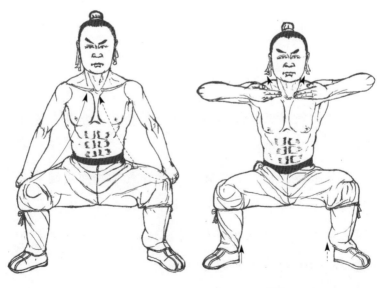

圖1-52　　　　　　　　　圖1-53

3. 然後，將雙掌齊心向外推出，以臂直為止，此時須將掌心翻向外方；而雙掌推出時，兩踵即離地上舉，足尖著地，上身亦乘勢向前略俯。（圖1-54）

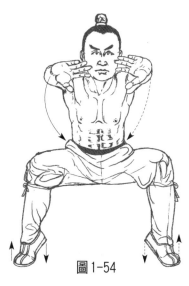

圖1-54

二、第二勢

【練法】

1. 兩臂推直後，略一頓挫，即反掌向內，屈指握拳，猛力向內拉引；兩踵著地，使足尖上翹，上身即略後仰，至正平而止。此時兩手緊緊握拳置肋旁，兩肘緊合，用力向後挫，至極度而止。如是一俯一仰為一顛，共行七顛而止。（圖1-55）

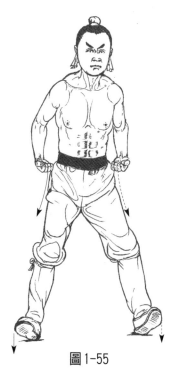

圖1-55

2. 收勢還原。（圖1-56、圖1-57）

【按】

八段之中，唯此段最難，而功效亦最巨。

行時全身各部，莫不受震撼，血脈、筋絡、內臟等部，乃得因之而調和，故可消百病也。

其難處全在於第二勢，猛力拉引，身又仰後，又須以足跟著地，足尖上翹。若氣充力聚，於此一拉引，鮮有不傾跌者；學者於行此段時，千萬提心為要。

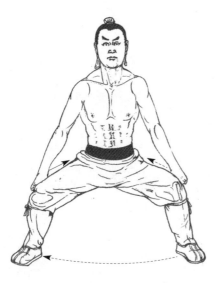

圖1-56

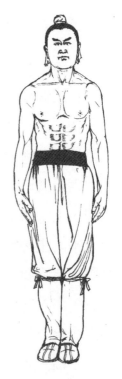

圖1-57

第二章
岳武穆古傳八段錦
（濂浦、鐵崖）

濂 浦 序

　　岳武穆八段錦，吾鄉人多能之，其姿勢，與坊間印本，大同小異。

　　某歲，吾父以事過鄭，旅舍遇老人，蒼顏白髮，相貌奇特，年逾古稀，而舉止神情，無異少壯。吾父見而異之，曰：「此必柔術家也。」前與語，叩以所能。老人曰：「吾無能也。」固請之，老人乃曰：「實告君，柔術之事，吾素不習，所能者，武穆八段錦耳。」吾父曰：「八段錦吾固能之，今試一演，先生亦肯進而教之乎？」老人曰：「可。」吾父演畢，老人笑曰：「是蓋世間印本所傳，失其真矣。嘉君好學，請以所能者告君。」

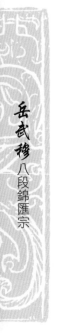

　　老人乃自演示吾父，果大異。吾父驚喜，即求指正，老人逐處解析，理乖正誤，頃刻畢事。老人又曰：「吾今年且八十矣，家中丁口數十，無論男女老幼，皆能八段錦。四十年來，拳家不知醫藥為何物。君但持之以恆，日日為之，必能證吾言之不謬也。」

　　吾父歸而授吾，吾賦性疏懶，不克承父志。客歲多病，不得已，乃日行功一次，為時約四五分鐘。一年以來，無或間斷，諸病全消，體力漸壯。間或不慎，偶感風寒，則加功行之，不藥自癒。行功之時，腹中鼓蕩作響，聲聞數武外，汗亦涔涔下。功畢，氣舒神旺，怡然自得。於是，知老人之言，誠不我欺。使世之人，不似吾之疏懶，勤加習練，神仙不難致矣。

　　嗚呼！自於學以來，體育之科，步趨隨人，禮失而求諸野，道失而學在夷，有心世道者同聲一慨，亦寧知吾高妙之柔術，尚有未盡滅絕者耶！

　　閱報，見有以印本八段錦，編作學校體操者，是蓋有心人也。吾不敢秘，謹將所知，公諸當世，尚祈天下通家，進而教之。其不知者，勿以我為迂也可。

　　　　　　　　　——民國六年濂浦謹識

鐵崖序

濂浦，吾八段錦之師授者也。曩余負笈清華，遊美之期伊邇，而忽染沉疴，幾以不起，雖幸獲治，然病弗能學。是時，同學中有結社習拳術者，吾亦與焉，因識濂浦。

濂浦，中州學子，質樸誠實，與吾頗契。吾習八段錦，於茲已兩載餘，病亦癒十有八九。病之癒雖非悉由於是，而是實大有造於吾也。吾師友亦多有就吾學者，咸得其效，吾於是頗有意編為一書以公世，師友亦慫恿之。

第以養疴之中，不欲過費腦力，更期異日訪老於斯道者，再加研究，是以未遂草率從事。吾叔父因是子，著《靜坐法》者也，亦素好是，得教育雜誌社中王君懷琪所著《八段錦》體操，舉以示吾曰：「汝所學者與此迥異，蓋舉所知，以供教育界之研究。」吾乃欣然從事。

稿成，將付刊矣。而社中適又得濂浦八段錦商榷稿，吾遂捨己稿以從濂浦，唯恐閱者不能了然，因逐段加以按語。

——乙卯冬月鐵崖謹識

第一段　提地托天理三焦

【練法】

1. 兩足相距約二足半，開胯屈膝，兩臂下垂，面正身直，平心靜氣。（圖2-1、圖2-2）

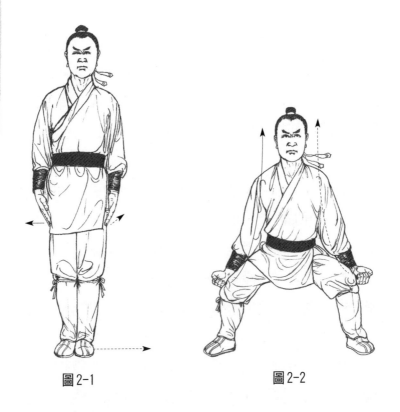

圖2-1　　　　　　　　　圖2-2

2. 兩手自兩旁上舉，與額齊，手指相對。（圖2-3、圖2-4）

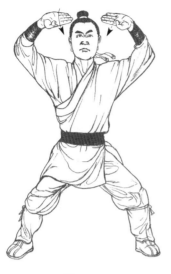

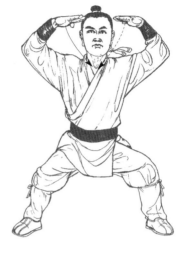

圖2-3　　　　　　　　圖2-4

3. 貼身下壓，全身下伏，手將及地止。（圖
2-5～圖2-7）

【鐵崖按】

自貼身下壓，當兩
手自眉際落至胸際時，
可作合掌狀，手指向
天，掌心相對，手背與
小臂成九十度直角。然
後指尖對指尖，隨身下
按，蓋借此可以著力練
其手腕也。

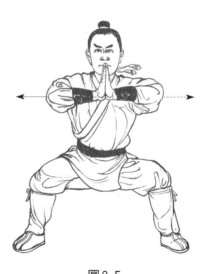

圖2-5

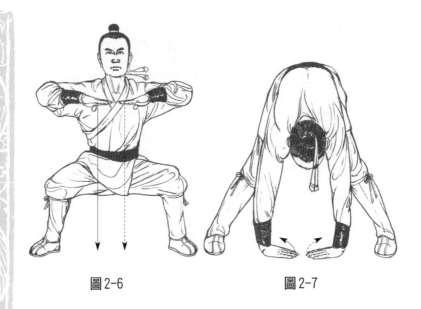

圖2-6　　　　　　　　　　　圖2-7

　　4.轉肘，使手心向前，手握拳，與身俱上提，意
若將地帶起，至乳前止。（圖2-8～圖2-10）

【鐵崖按】

　　轉肘握拳時，勢
宜帶疾。上提時兩臂
宜直。直提至無可再
提，乃屈肘再提，提
至乳前而止。

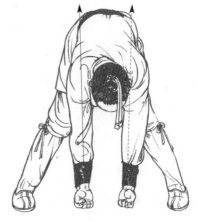

圖2-8

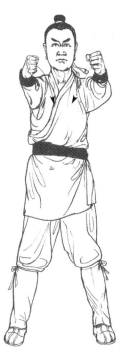

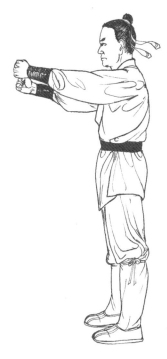

圖2-9　　　　　　　　　　圖2-9附

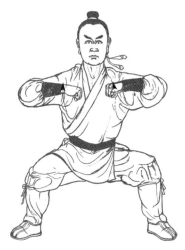

圖2-10

5. 伸掌，指尖向後，手心朝天，用力上擎，意若將天托住，兩臂成圓形，指與指對。目視指尖。（圖2-11、圖2-12）

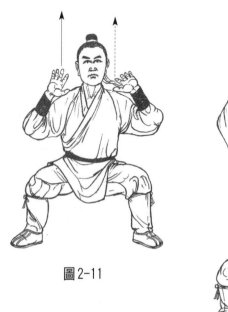

圖2-11

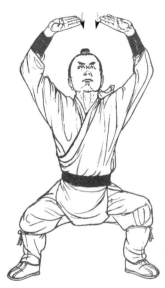

圖2-12

6. 稍停，收勢。（圖2-13、圖2-14）

【鐵崖按】

轉肘伸掌，由肩窩下托出，兩手擎天，須得勢得力。

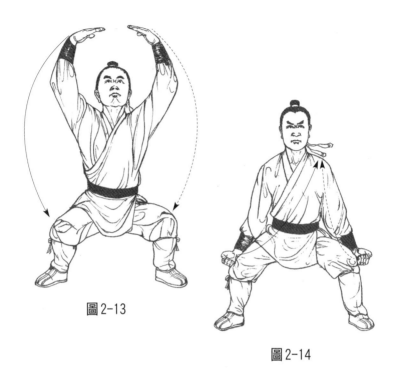

圖2-13

圖2-14

第二段　左右開弓如射雕

【練法】

1.兩手握拳於左肩前。（圖2-15）

【鐵崖按】

　　兩手握拳置肩前，有若把弓，亦宜以目神注之，蓋練八段錦不獨練勢、練力，尤宜練神也。各段皆仿此。

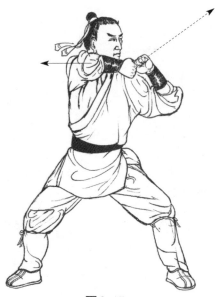

圖2-15

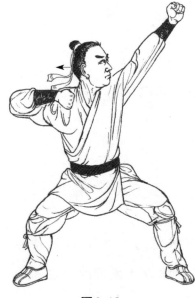

圖2-16

2. 兩手分開，如開重弓，目神注左手，右肘與肩平，身不可倚歪。（圖2-16）

【鐵崖按】

左手向左面，斜向上伸出，首微轉，仰注視，如向空中射飛雕。

3. 轉首，目注右。（圖2-17）

【鐵崖按】

轉首者，一視肘之與肩平否；二亦迴旋以運動頭頸也。

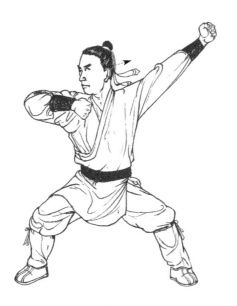

圖2-17

4. 轉首，目復注左手。（圖2-18）

以上為左開弓，做畢，再為右開弓。

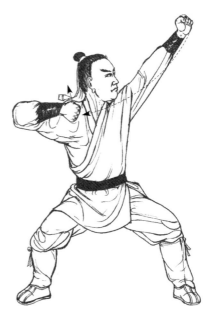

圖2-18

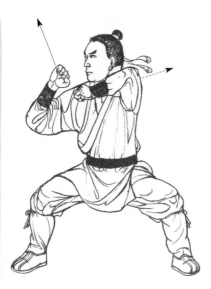

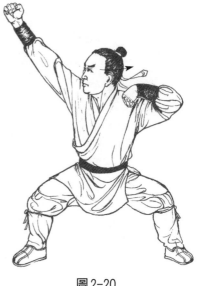

圖2-19　　　　　　　　圖2-20

5. 亦分四節，方向
相反，姿勢則同，畢則
收勢。（圖 2-19～圖
2-23）

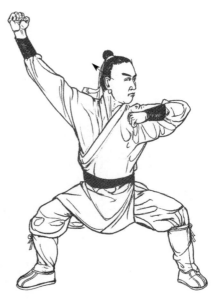

圖2-21

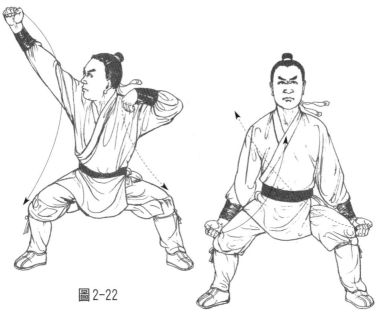

圖2-22

圖2-23

【鐵崖按】

當左右斜向作射飛雕狀時，軀幹最易向右左傾倚，練者須注意矯正其軀幹。久練之後，雖弗留意，自屹然不傾斜矣。

第三段　健理脾胃須單托

【練法】

1.身右轉，足不動。左手舉至面旁，裹肘；右手置胸前，手心朝天。（圖2-24）

051

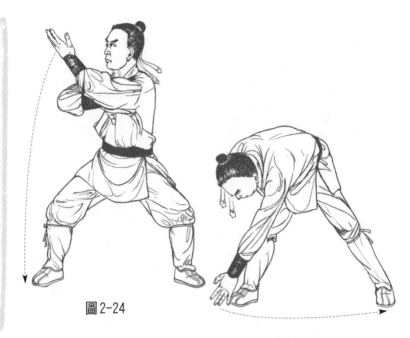

圖2-24

圖2-25

2. 全身竭力拗轉伏地。（圖2-25）

【鐵崖按】

竭力轉伏地時，手指可同時舒伸，左掌向下劈去。

3. 拗轉向左，至極度。（圖2-26、圖2-27）

【鐵崖按】

拗轉向左時，左掌亦同時自右足尖直劈至左足尖，再轉過左足至後面，掌心仍內向；身軀隨同左轉，足不動，此即拗轉至極度之謂。然後提臂至肩窩內，轉左手心向上，預備托出。

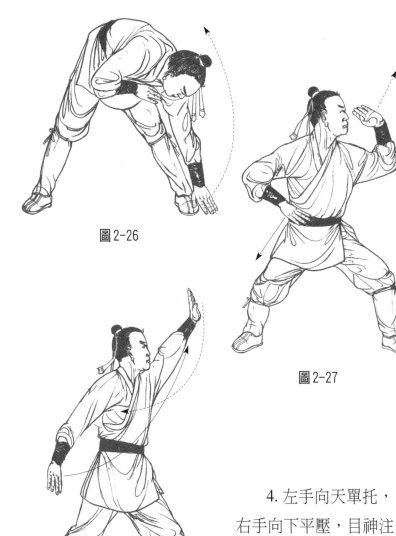

圖 2-26

圖 2-27

圖 2-28

4. 左手向天單托，
右手向下平壓，目神注
左手指。（圖 2-28）

5. 以上為左手單托。做畢，再為右手單托，姿勢與前同，亦分四節，唯方向變易，畢則收勢。（圖2-29～圖2-34）

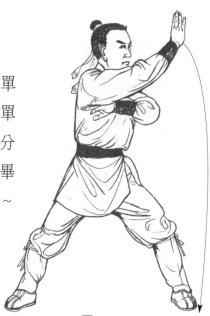

圖 2-29

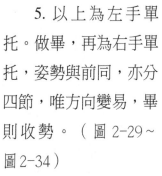

圖 2-30

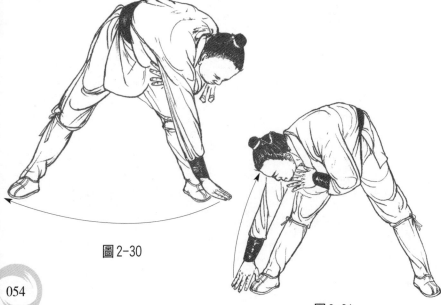

圖 2-31

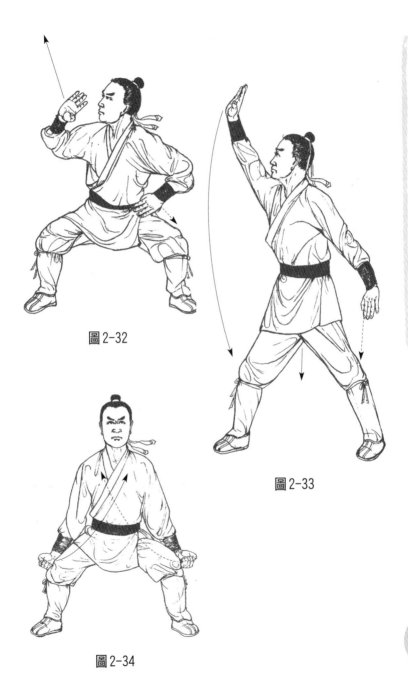

圖 2-32

圖 2-33

圖 2-34

第四段　五勞七傷向後瞧

【練法】

1. 兩手交叉，左手在外，右手在內。（圖2-35）

2. 身拗向左，兩臂分開，右手向上，左手向後；目隨左手，以能視右足跟為止。（圖2-36）

【鐵崖按】

此段最重要運動，專在練腰，亦帶練頸，且及肩臂。故於轉腰拗向左而瞧視後足跟時，能歷時稍長，以著力練之，最佳。

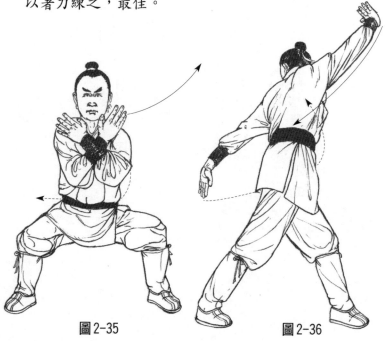

圖2-35　　　　　　　圖2-36

3. 以上為自左後瞧。做畢，再為自右後瞧，亦分二節，與前同，唯方向變易。（圖2-37～圖2-39）

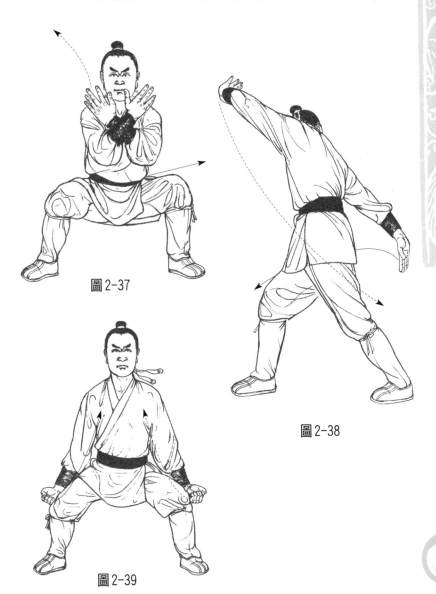

圖2-37

圖2-38

圖2-39

第五段　搭拳瞪目加膂力

【練法】

握拳胸旁，目向前直視，聚精會神，如臨大敵。稍停，收勢。（圖2-40）

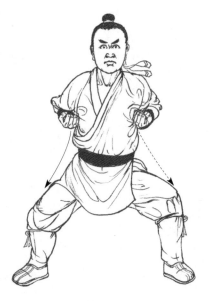

圖2-40

【鐵崖按】

握拳胸旁，置肩窩下，拳心向上，兩肘用力往後。

第六段　搖頭擺尾固腎腰

【練法】

1. 身伏作獸形，手不著地。（圖 2-41、圖 2-42）

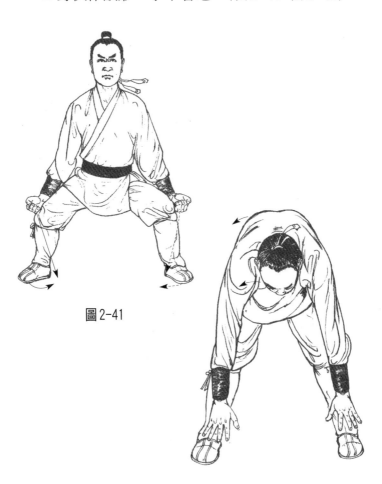

圖 2-41

圖 2-42

2.頭搖向右，臀亦擺向右；頭搖向左，臀亦擺向左。搖擺無定數，畢則收勢。（圖2-43～圖2-46）

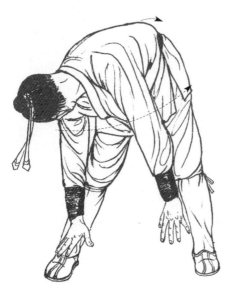

圖2-43

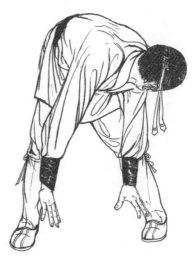

圖2-44

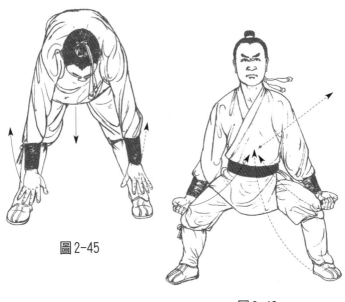

圖2-45

圖2-46

【鐵崖按】

頭尾搖擺時，背脊不宜彎曲。

凡練八段錦者，於搖頭擺尾一段，多立而為之；而濂浦得之老人者，則俯身像獸狀，其所持理由，則謂「既學其搖頭擺尾，則俯身像其形，似覺更有些道理。」吾默念之下，俯身作獸狀，則全身筋骨緊張，脊髓亦受影響。如是做搖頭擺尾一段，更為著力多多，而臀部搖擺，尤為吃勁也。

再凡見所謂八段錦者，一律作「搖頭擺尾去心火、兩手攀足固腎腰」二語。而濂浦授吾者則反是，「搖頭擺尾固腎腰、兩手搬足去心疾」。以理度之，

則前說較當。唯當吾在北方習拳時，於八段錦初未前知，故未能舉以質疑。吾念濂浦得諸老人者，或另有說亦未可知，茲附注之，以俟學者。

第七段　雙手攀足除心疾

【練法】

1. 左足向前舉起，雙手搬定足心，稍停。（圖2-47）

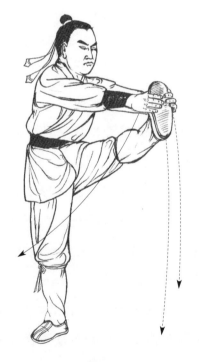

圖2-47

2. 右足亦如之。畢，收勢。（圖 2-48、圖 2-49）

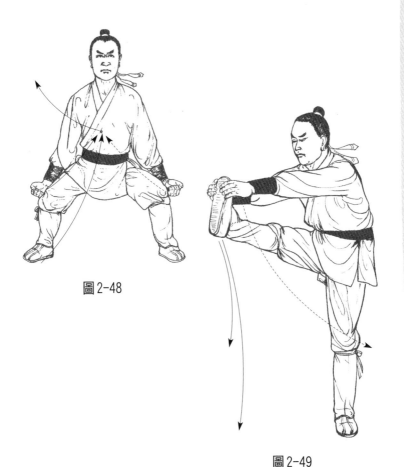

圖 2-48

圖 2-49

【鐵崖按】

　　如是交互為之，約六七次，扳足時立足宜直，再六段搖擺之後，七段扳足之前，宜稍間以休息，作深呼吸最佳。七八段之間亦如之。

第八段 馬上七顛百病消

【練法】

1.兩手置胸旁，掌心朝上。（圖2-50、圖2-51）

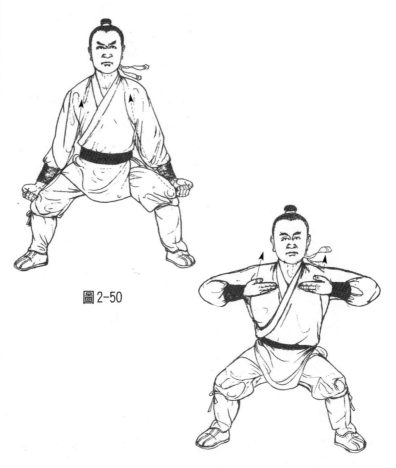

圖2-50

圖2-51

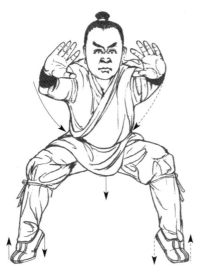

圖2-52

2.兩掌推出，與心平，掌心向外，身稍前俯，同時，足跟離地。（圖2-52）

3. 兩手撤回，身亦起仰，同時，足尖離地。（圖2-53）

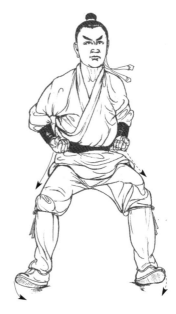

圖2-53

4. 二三兩節為一顛，至七顛止，收勢。（圖
2-54、圖2-55）

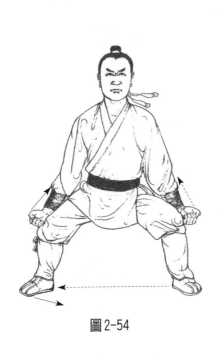

圖2-54

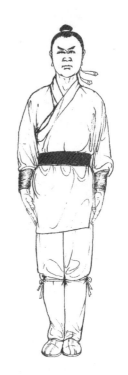

圖2-55

【鐵崖按】

八段錦之中，此段最為劇烈，練畢之後，宜作深
呼吸數次。一時尤不宜遽爾停止其肢體之運動，宜緩
緩以兩臂自兩旁舉起，同時緩緩舉其足踵，而作深長
之吸氣；再緩緩將兩臂自兩旁垂下，同時緩緩下其足
踵，而呼氣。

如是三四次後，再以兩臂自前面舉至頭上，而自兩旁垂下，同時緩緩上下足踵而為深長之呼吸。約三四次，然後即可隨意緩步，再呼吸若干次而畢事；或竟即停止運動，亦無妨事矣。

第六七與七八段之間，間略休息，乃為初學者而語之。若久練之後，筋骨堅強，則無需此。

【後記】

濂浦述老人言，謂坊本失傳，然吾細察所謂通行之坊本者，亦殊無可厚非。吾叔父因是子則謂：我國之學術技藝，無一不有南北兩派，大抵南派毗於柔，北派毗於剛，而各有其優點。今八段錦之派別，亦猶是耳，理或然歟。

坊本之第一段為「雙手托天理三焦」，其勢立正上托，雙臂直，十指交叉，於是上下其踵若干次。吾謂以此為第一段，深有至理（與近今柔軟體操之道暗合），較諸提地托天勢各有優點（而按諸體育之道似猶有過之者），或學者於練八段之先，加練此節最佳，質之通人，以為何如？

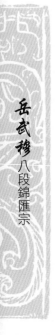

岳武穆
八段錦匯宗

第三章
少林武穆八段錦

本功據說由宋代抗金名將岳飛所傳，曾被作為岳家軍練兵必修課目，後漸漸流入民間。因岳飛諡號「武穆」，故尊稱為「武穆八段錦」；又因岳飛武功學自少林一代宗師周侗，故其功被視為少林真傳。

【總訣】

（一）

叉指托天舒三焦，騎馬彎弓射胡雕。

托天踏地對抻勁，回首凝望消五勞。

搖頭擺尾滅心火，折身攀腳壯腎腰。

衝拳怒目增力氣，馬背顛簸起俯仰。

（二）

兩手叉指托天舉，氣透三焦好調理。

騎馬彎弓試臂力，擴胸伸肱強呼吸。

托天踏地對抻勁，單臂舉起脾胃利。

扭頭向後左右瞧，五勞七傷正合宜。

臀搖沿脊至頭頂，心火不生保康劑。

折腰前俯把腳攀，防漏固腎增元氣。

緊握拳力向前衝，咬牙怒目除百疾。

上仰前俯起顛簸，功夫勤練自神奇。

第一段　叉指托天舒三焦

【歌訣】

兩手叉指托天舉，氣透三焦好調理。

一托一收勤練習，五臟六腑旺生機。

【練法】

1.正身直立，兩掌垂放於身體兩側，兩目平視。（圖3-1）

2.兩掌向小腹前相合，十指交叉，掌心向裡，抱貼小腹。（圖3-2）

3.兩手叉指直臂向前、向上緩緩提起，左右手指互相按於掌背，抬至與胸口平。（圖3-3）

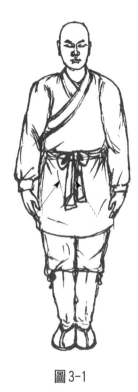

圖 3-1

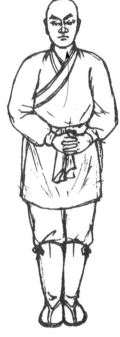

圖 3-2

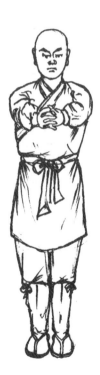

圖 3-3

4. 兩掌向胸前收回，至胸口處時兩掌心向上，兩
虎口向外，兩手手指挺開。（圖3-4）

5. 兩手交叉再徐徐向裡翻腕使掌心向上，並向上
托舉；至臂節完全伸開時，兩腳跟提離地面。（圖
3-5）

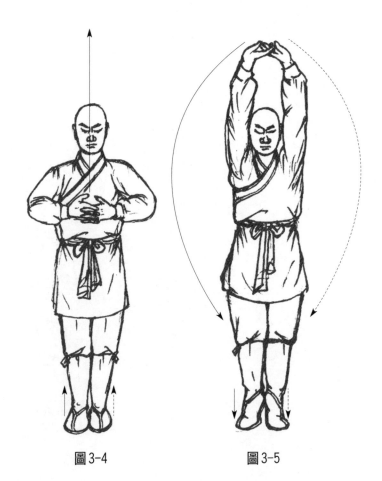

圖3-4　　　　　　圖3-5

6.十指鬆開，兩臂向左右分展並下落於體側，掌心向內，同時，兩腳跟落地。（圖3-6）

如此反覆練習，次數自定。

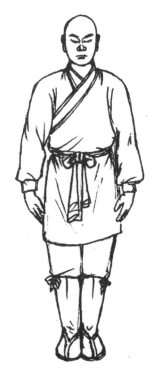

圖3-6

【功效】

此段是四肢和軀幹的伸展運動，多加練習可影響胸腹腔血流的再分配，有利於肺部的擴張，使呼吸加深，吸進更多氧氣，對消除疲勞有很大作用。

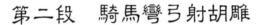

第二段　騎馬彎弓射胡雕

【歌訣】

騎馬彎弓獵胡雞，擴胸伸肱強呼吸。

弓如滿月指扣緊，左右舒展壯臂力。

【練法】

1. 正身直立，全身放鬆，兩掌垂放於身體兩側，自然呼吸。（圖3-7）

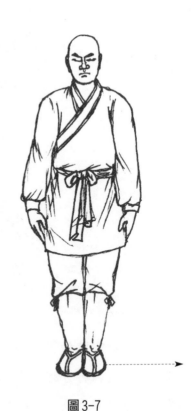

圖3-7

2. 左腳旁開一
步，沉身下蹲成馬
步，兩手抱拳於腰
際，拳心向上，拳眼
向外。兩目平視。
（圖3-8）

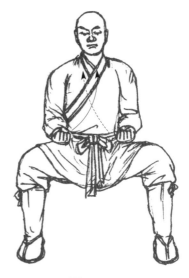

圖 3-8

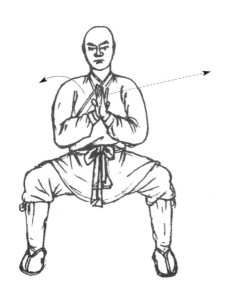

3. 兩拳變掌上
提，交叉於胸前，即
十字手，右掌在後，
左掌在前，兩掌背相
對，兩掌尖均向上。
（圖3-9）

圖 3-9

4. 左手小指、無名指、中指向裡蜷握，食指翹起向上，拇指伸直與食指成八字撐開，並緩緩向左推出至手臂伸開，頭左轉，目視左手食指；右手小指、無名指、中指向裡蜷握，拇指尖與食指尖相扣，虎口成一環型，如扣弓弦，屈肘貼於右肩前，手心向裡，虎口朝上。（圖3-10）

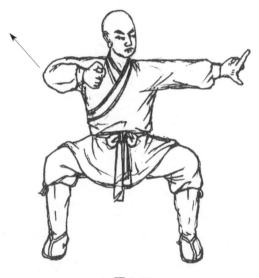

圖3-10

5. 以意使力撐開兩臂，猶如拉弓，同時，身向右轉，左手漸漸握成平拳，拳眼朝上；左腿漸漸蹬直成右弓步。（圖3-11）

6. 兩手放鬆向胸前合攏，成十字手，右手在前，左手在裡，兩掌背相對，十指尖向上。（圖3-12）

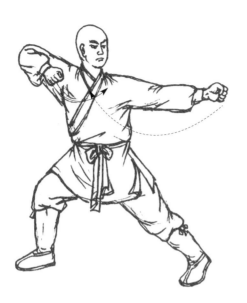

圖 3-11

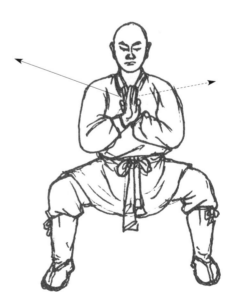

圖 3-12

7. 以上為左拉弓勢。接著再做右拉弓勢，練法與左勢相同，唯方向相反。（圖3-13～圖3-15）

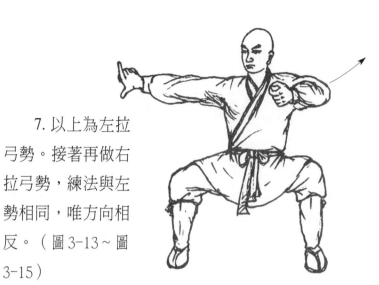

圖3-13

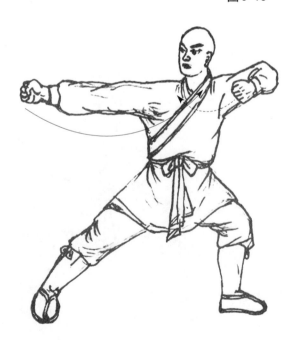

圖3-14

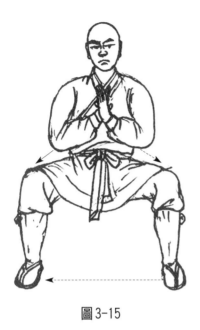

圖3-15

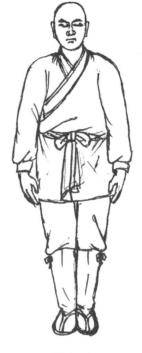

8. 左右反覆練習幾次後， 還原成立正勢。（圖3-16）

圖3-16

【功效】

這一段練習的重點在胸，用中醫術語來說就是重在上焦。除了頭以外，上焦可以說是全身最重要的部位，這段動作影響所及，包括兩手、兩臂和胸腔內的心肺。

透過擴胸、伸臂可以鍛鍊胸肋部和肩部筋肌，加強呼吸和血液循環，有利於抒發胸氣，消除胸悶，並能疏理肝氣，治療脅痛。

第三段　托天踏地對抻勁

【歌訣】

　　托天踏地對抻勁，脾胃健旺單臂舉。

　　上伸下按循環做，肌腱舒暢似沐浴。

【練法】

1. 正身直立。（圖3-17）

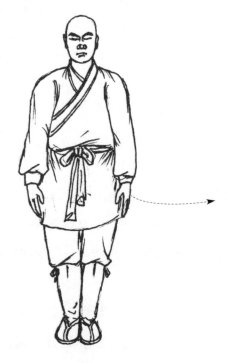

圖3-17

2. 右手握拳反背貼於後腰間（可以命門穴為參照中心），拳心向後；左手向左側下方斜伸，掌心向前，掌尖向下。目視前方。（圖3-18）

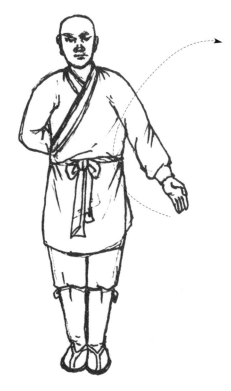

圖3-18

3. 左手經左大腿前向上、向左側方劃弧，與肩平時停住，掌心向上；頭左轉，目視左掌。（圖3-19）

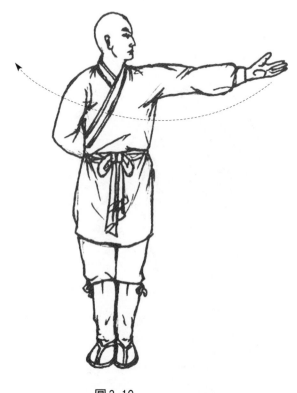

圖3-19

4. 動作不停。左手再向前、向右側、平胸移動，至右側後，繼轉掌向上過頭頂伸臂舉起於左上方，掌心向上，腕節略挺，指尖略向後；仰面，目視左手。（圖3-20、圖3-21）

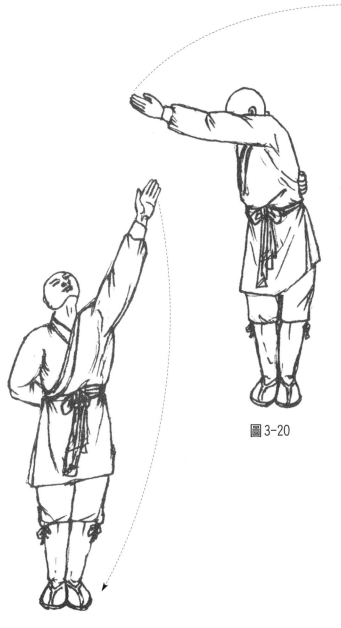

圖 3-20

圖 3-21

5.左掌伸臂徐徐向前、向下按，同時，上身前俯如鞠躬狀，兩膝挺直。左掌按至左腳尖前時，內勾腕指，使掌背貼於地面，虎口向前，掌心向上。（圖3-22）

6.立身收左手，托掌於小腹前，掌心向上，指尖向右；右拳變掌，從腰後移於腹前，屈臂橫於肚臍前，掌心向下，指尖向左，兩掌心相對如抱物狀。（圖3-23）

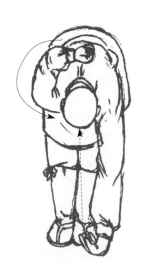

圖3-22

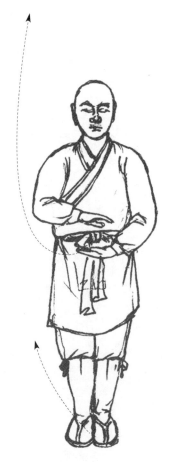

圖3-23

7. 上體右轉90°，左腿提膝，右腿獨立。同時，左掌向上直撐，托舉於左側頭頂上方，掌心向上，掌尖向後，頭也仰面上望；右掌直臂下撐於右腿外側，掌心向下，掌尖向前。如此兩掌上托下撐，相對抻拔。（圖3-24、圖3-25，圖5-25為動作反面）

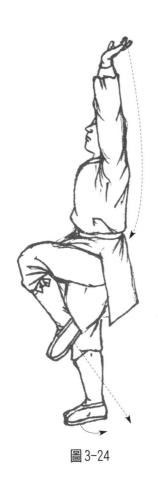

圖3-24

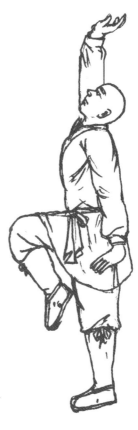

圖3-25

8. 左腳落地於原位，上體左轉90°成正立。同時，左掌下落、握拳收到腰後，拳背貼於後腰，約命門穴部位，拳心向後；右掌斜伸於右側下方，掌心向前，指尖向下。（圖3-26）

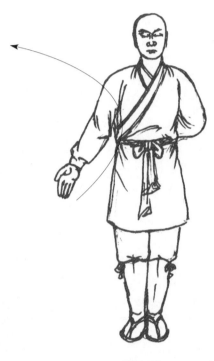

圖3-26

9. 以上為左勢。接著做右勢，右勢與左勢練法相同，唯方向相反。（圖3-27～圖3-33，圖33為圖32的反面）

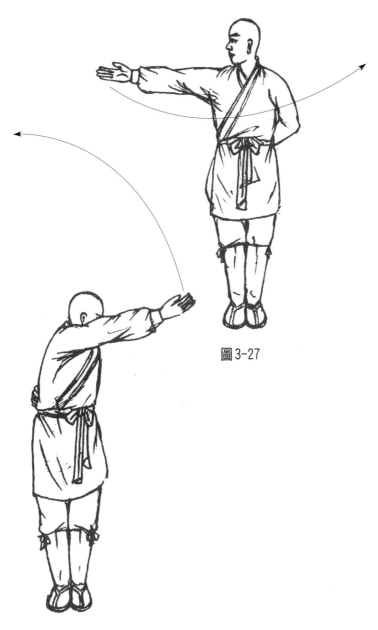

圖 3-27

圖 3-28

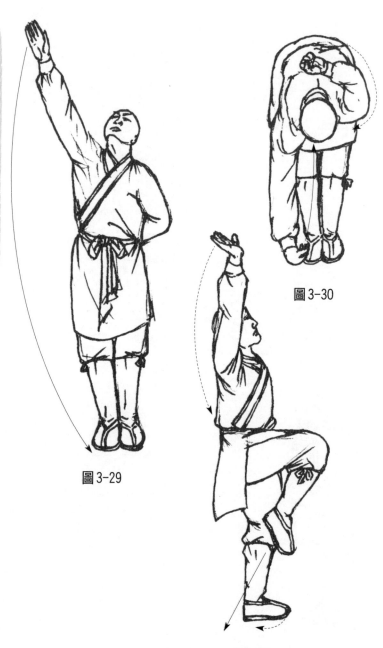

圖 3-29

圖 3-30

圖 3-31

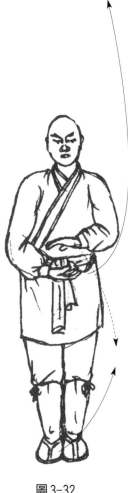

圖3-32

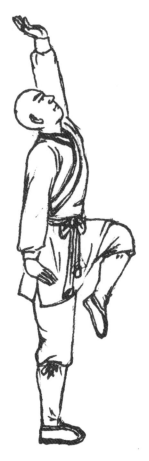

圖3-33

10. 左右反覆練習。最後還原成起勢。（圖3-34）

【功效】

1. 這段動作是一手上舉、一手下按，上下用力對抻，使兩側內臟器官和筋肌進一步受到影響，特別可舒活肝膽脾胃，使練習者消化功能得到增強，久練有助於防治胃腸病。

2. 左右升降對拉，符合「脾主升清，胃主降濁」的原理，因此以牽拉而舒活胸腹及臟器，能對消化系統起到很好的保健作用，非常有助於消化與吸收。

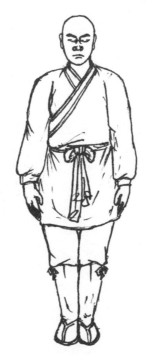

圖3-34

第四段　回首凝望消五勞

【歌訣】

扭頭向後左右瞧，七傷自去化五勞。

亦左亦右俯身後，筋骨得練精氣茂。

【練法】

1. 正身直立。（圖3-35）

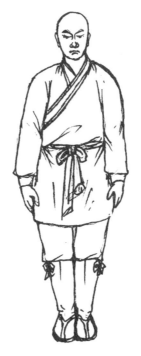

圖3-35

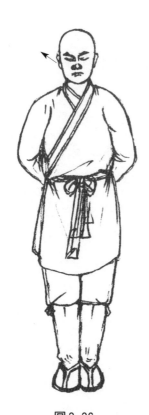

2. 兩手置於背後，右手握拳，拳心向外，拳眼向上；左手握住右腕，貼於後腰，以命門穴為位置參照。（圖3-36）

圖3-36

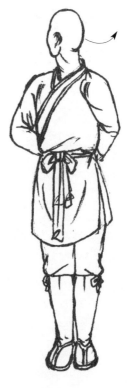

3. 上體不動，僅頭部慢慢向右轉動，兩目使力（適度）向右後看。（圖3-37）

圖3-37

4. 稍停片刻，頭回轉。至頭正時，再向左側轉動，兩目使力向左後看。（圖3-38）

5. 稍停片刻，頭回轉。至頭轉正時，右腳向右側擺一步，上身右轉俯胸，頭向右移動，兩腳變成右弓步，兩目使力向左看左腳跟。（圖3-39）

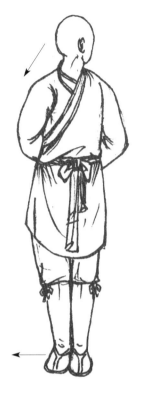

圖 3-38

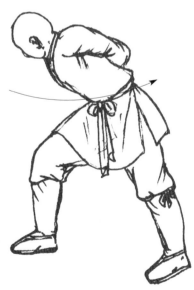

圖 3-39

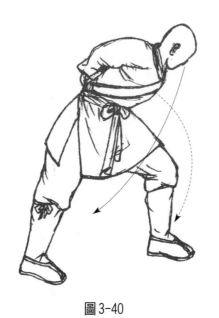

圖 3-40

6. 稍停片刻，轉身回頭。至正前方時，上體左轉，並向左後俯身，轉頭，兩腿成左弓步，兩目使力注視右腳跟。（圖3-40）

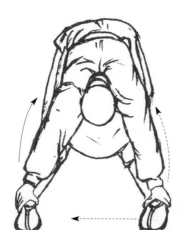

圖 3-41

7. 稍停片刻，回身。至身體轉正時，兩手下伸，握住兩腳踝部，兩膝挺直，前屈身，頭儘量下俯，兩目從襠下使力向後注視。（圖3-41、圖3-42，圖42為動作反面）

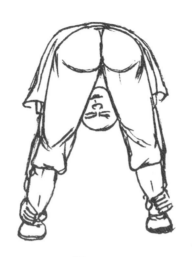

圖 3-42

8. 略停片刻，起身還原成
起勢。反覆練習。（圖3-43）

【功效】

本段頭部反覆轉動，帶動
腰身扭擺，對活躍頭部血液循
環、增強頸部肌肉和頸椎活動
有非常明顯的作用，而且還可
消除大腦中樞神經系統緊張及
視力疲勞等，同時拉抻鍛鍊腰
腹肌筋，對五臟六腑也有很好
的保健、強壯效果。

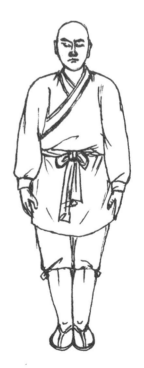

圖 3-43

095

第五段　搖頭擺尾滅心火

【歌訣】

　　臀擺沿脊至頭頂，心火不生保康寧。

　　督脈統率煉經絡，頭搖靜神脊椎靈。

【練法】

1. 正身直立，兩掌垂於體側。（圖3-44）

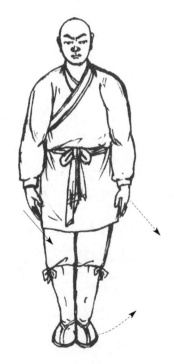

圖3-44

2. 左腳向左擺跨一
步，屈膝下蹲成馬步；
頭正身直，兩手按在大
腿上面，虎口向裡。
（圖3-45）

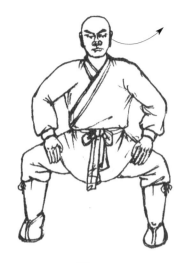

圖3-45

3. 馬步樁不變，以腰為支點，上體徐徐向左側偏
身，使頭部左側約與地面平行。（圖3-46）

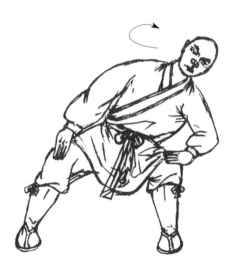

圖3-46

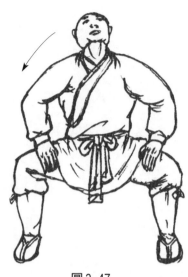

4. 接著，頭和上體由左向後、向右旋轉，仰頭。（圖3-47）

圖 3-47

5. 繼向右側偏身，至頭部右側約與地面平行。（圖3-48）

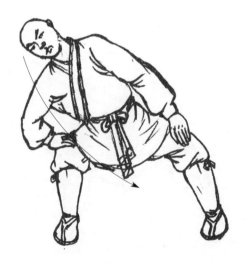

圖 3-48

6.動作不停，上體和頭部自右側向前轉，並俯身下躬。頭轉至襠前方時，面部向地面，兩腿馬步不變。（圖3-49）

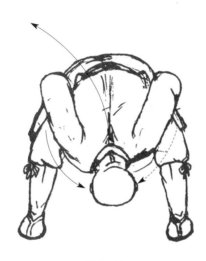

圖3-49

上述動作為逆時針方向搖轉。接下來就練習順時針方向搖轉，與逆時針練法相同，唯搖轉方向相反。順、逆方向搖轉各幾次後，進入下勢。

7.提起兩手，用掌心勞宮穴按貼兩耳孔，雙手十指抱住玉枕及風池穴，兩腿略立起。上體從臀部起開始旋轉搖動，使體成螺旋形運動，直至頭頂。先逆時針方向，再練習順時針。（圖3-50、圖3-51）

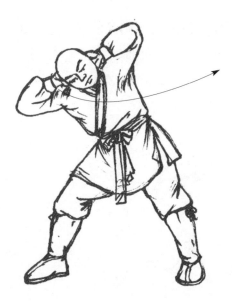

圖 3-50

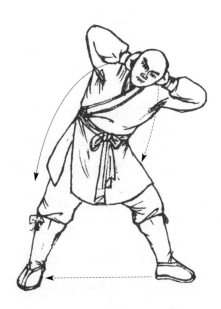

圖 3-51

8. 按上述方法反覆練習幾遍之後，立正收勢。
（圖3-52）

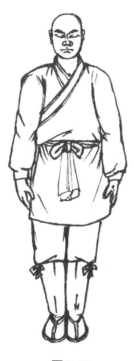

圖3-52

【功效】

這段是全身性動作，對整個身體的內外調節和鍛鍊都有良好作用。但歌訣中強調可祛心火，是指搖頭擺臀、搖動軀幹，可導引血脈，順氣祛滯，調整抑鬱、憋悶、煩躁、不安諸證。

第六段　折身攀腳壯腎腰

【歌訣】

　　折身前俯把腳攀，防漏固元健腰腎。

　　作揖打拱轉換掌，意氣同練守命門。

【練法】

1. 正身直立，兩掌垂於體側。（圖3-53）

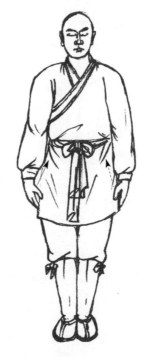

圖3-53

2. 兩手收向腰後，右手握拳，拳心向外，拳眼向上；左手握住右腕，貼於後腰，以命門穴為位置參照。（圖3-54）

3. 上體後仰，挺胸舒腹，面部朝天。（圖3-55）

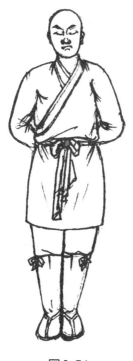

圖 3-54

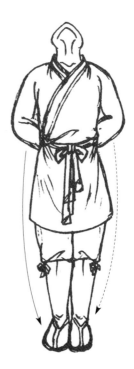

圖 3-55

4.稍停片刻，接著上身前俯，雙膝伸直，上體前屈；左手變拳與右拳一起前落，雙肘伸開，拳面觸地，拳心向裡，拳背向外。（圖3-56）

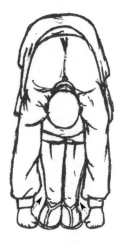

5.稍停片刻，雙拳變掌，抱住腳後跟，虎口向下，拇指按住外踝關節處。（圖3-57）

圖3-56

6.兩手抱住腳跟不鬆，腳尖用力，使兩腳跟外擺，腳尖相對，成內八字。（圖3-58）

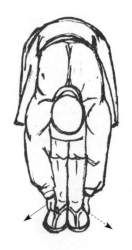

圖3-57

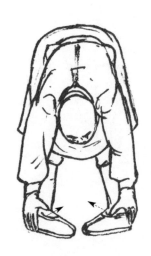

圖3-58

7. 鬆手，掌內劃，按於兩腳背上，指尖朝腳趾方向。（圖3-59）

8. 挺腰，立起上身，腳跟收併；兩掌同時經體兩側上舉，掌心向上，指尖略向後；仰面，目視兩掌背。（圖3-60）

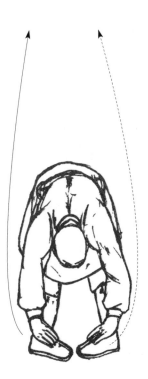

圖3-59

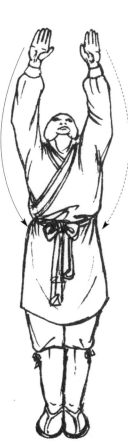

圖3-60

9. 稍停一會後，兩掌向左右兩側下落並後收，掌背貼於腰間左右腎俞穴部位（大概位置）。（圖3-61）

10. 靜立一會後，雙手下落向身體兩旁，正身，正頭頸，收勢。反覆練習。（圖3-62）

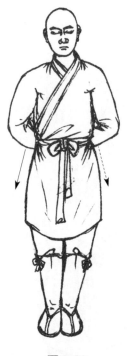

圖3-61

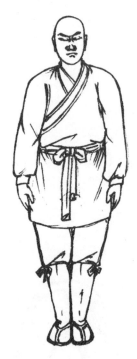

圖3-62

【功效】

這一段動作，既有前俯，又有後仰，同時伸展兩臂，可充分鍛鍊腰背肌筋，對增強腰腹力及臂力皆有良好作用。

第七段　衝拳怒目增力氣

【歌訣】

攢拳怒目向前衝，切齒怒目重捶功。

噴氣發力身震動，血活氣足得返童。

【練法】

1. 正身直立，兩掌垂放於身體兩側。（圖3-63）

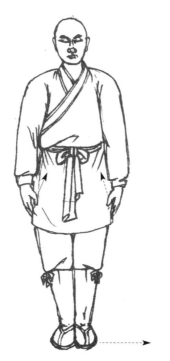

圖3-63

107

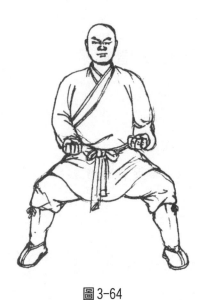

圖3-64

2. 左腳旁開一步，沉身下蹲成馬步；兩手抱拳於腰際，拳心向上，拳眼向外；頭正項直。（圖3-64）

3. 左拳向前用力衝出，拳心向下，拳面向前，拳高與肩平；牙關咬緊，兩眼猛然瞪起，怒視左拳。（圖3-65）

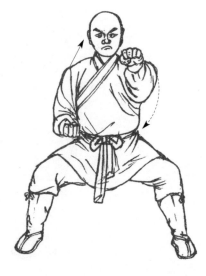

圖3-65

4. 左拳收腰，同時右拳向前衝出，拳心向下，拳面向前；怒視右拳。（圖3-66）

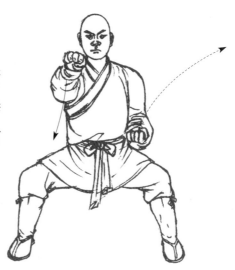

圖3-66

5. 右拳收腰，同時左拳向左平拳衝出，拳面向左，拳心向下，高與肩平；頭左轉，怒視左拳。（圖3-67）

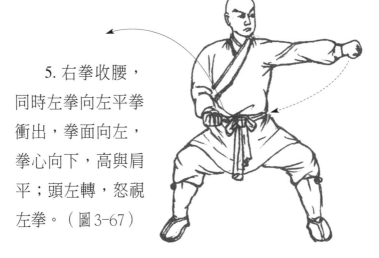

圖3-67

6. 左拳收腰，同時右拳向右平拳衝出，拳面向右，拳心向下高與肩平；頭右轉，怒視右拳。（圖3-68）

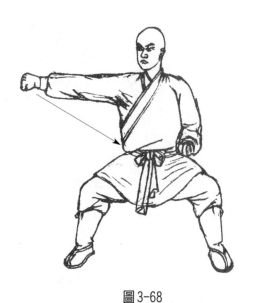

圖 3-68

上述動作為一遍，習者可根據自己體力確定練習遍數。

7. 右拳收腰後，左腳裡收成併步，直身正立，兩拳變掌垂放身側。（圖3-69、圖3-70）

衝拳時吐氣，收拳時吸氣；眼隨拳動，怒目而視。

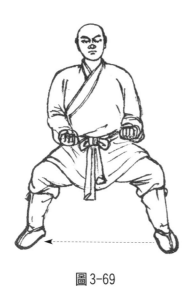

圖 3-69

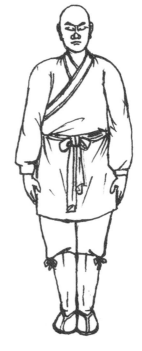

圖 3-70

【功效】

1. 拳頭緊攢，全身用力，聚精會神，瞪眼怒目，使大腦皮層和植物神經激發興奮，可加強氣血運行，逐漸增強體力。

2. 值得注意的是「怒目」，怒目在一般養生功夫中是沒有的，但實踐證明，怒目有助於增強攢拳的氣力，也是發力的表現，並刺激、活動、增強眼肌，有助於提高視力。

第八段　馬背顛簸起俯仰

【歌訣】

前俯後仰起顛簸，如坐馬背走山坡。

功夫勤練體力健，百病何須請華佗。

【練法】

1. 正身直立，兩掌垂於體側。（圖3-71）

2. 兩手收於腰後，右手握拳，拳眼向上，拳心向後；左手握住右腕，左手背約貼於命門穴部。（圖3-72）

3. 兩腳跟緩緩提起，頭向上頂。（圖3-73）

4. 腳跟猛然下落，但不可觸地，使全身有猛然抖動之感，同時呼氣。（圖3-74）

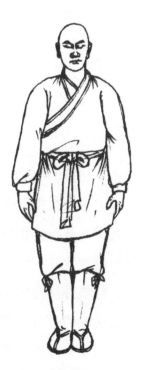

圖3-71

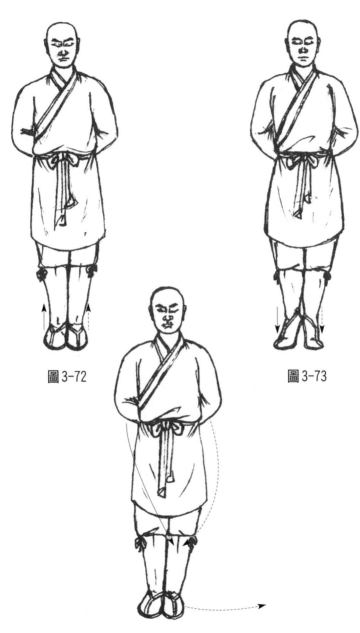

圖 3-72

圖 3-73

圖 3-74

如此一起一落練習多次後，進入下勢。

5. 左腳旁開一步，開襠而立，兩腳距離略寬於肩，接著，兩手從腰後收至腹前，掌背相貼，掌指向下，再經襠前下伸；同時，俯身下躬，兩腳跟隨之緩緩抬懸，兩膝挺直。（圖3-75）

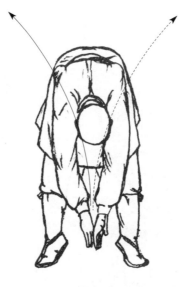

圖3-75

6. 立起上身；兩手提至胸前，再向左右肩側上方翻掌，掌心向上，指尖向外，拇指向後，屈肘立於左右側，似托物一般；同時，略屈兩膝，兩腳前掌彈性撐地，腳跟向裡相對。（圖3-76）

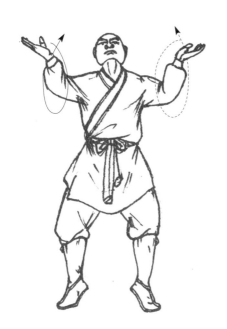

圖 3-76

7. 伸膝，臀往後提；兩手向前、向下、向後劃弧後，再翻成反臂狀，掌心向上，掌尖向前上，兩臂如展翅飛翔狀；同時，上體前躬，兩膝挺直，兩腳跟分別向外。（圖3-77）

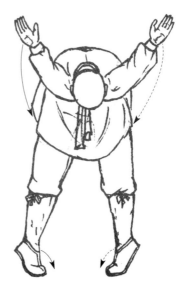

圖 3-77

115

繼兩手收至腹前成掌背相
貼，沿襠前下伸如圖 3-75，
繼重複圖 3-76、圖 3-77 動
作，循環幾遍後即可收勢。

8. 兩腳跟下落收攏，正身
直立，兩手收落體側。（圖
3-78）

此組動作，有如坐於馬背
之上，馬奔跑起來時，人在馬
背之上受到顛簸而前俯後仰。

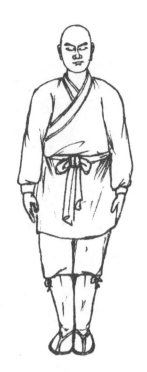

圖 3-78

【功效】

1. 提踵顛腳，內可振摩臟腑，外可舒活筋骨，有
諺語說「百步走不如抖一抖」，所以說，這一勢有
「消百病」的功效。

2. 這段動作與兩手托天動作正好相反，托天動作
是要把全身伸展、拉開，而這段動作是要使全身各器
官、各系統受到輕微振動而重定，用中醫針灸的術語
來說，這是一開一合，非常完備。

第四章
南派岳飛八段錦

南派岳家八段錦源自南派岳家拳。

岳家拳據說由宋代抗金名將岳飛所創，岳飛遇難後，其後人傳入南方，即被稱為「南派」。岳家拳本為北少林武功，而傳入南方後有所變化，一是剛中濟柔，二是增益內功，三是勢架收斂，故有「少林岳門拳剛猛，南樹一幟內家功」之說。

南派岳家八段錦，又名「南派岳家八段勁」。此八段錦注重內功，以內為主，內外兼修，外形配合心意與內氣，追求「一勁混元」。勤加練習，則氣沉丹田，內勁充沛。

效於養生，則臟腑康健，精力旺盛，百疾難侵。效於武功，則筋骨堅實，手腳強勁；如再加硬功，既能抵禦外力擊打，並且可以斷石開磚。

【總訣】

擎天立地元勁叫，挽弓追風射胡梟。

隻手舉起瀝泉蛟，回馬一槍退五勞。

怒目攢拳黃龍搗，正朝天闕強腎腰。

力挽狂瀾赤誠保，縱馬揮刀精忠效。

第一段　擎天立地元勁叫

一、預備勢

【歌訣】

兩腳併步身直立，
澄淨心神自調息。
開步雙膝微屈蹲，
兩手握固欲行持。

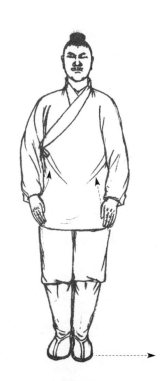

【練法】

1.兩腳併步，正身直立；兩掌垂於體側，兩目平視；排除雜念，靜心調息。（圖4-1）

圖4-1

2. 左腳向左側擺一步，腳尖向前，兩腳平行，開距稍比肩寬，兩膝微屈；上身及頭頸自然挺直，兩手握拳上提腰間，肘微彎曲，拳面向前，拳心向上。（圖4-2）

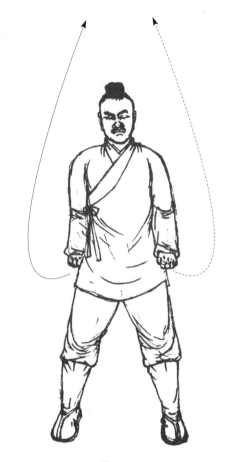

圖4-2

【要點】

全身舒鬆，身體中正，目光內含，心平氣和，呼吸自然。

【功效】

寧靜心神，調整呼吸，內安五臟，端正身形，準備行功。

二、擎天立地元勁叫

【歌訣】

　　舉掌沿胸作鞠躬，膝挺俯身掌按足。

　　握拳提至胸前時，翻臂抽提過頭顱。

　　坐馬翻掌把天擎，收拳抱腰氣呼出。

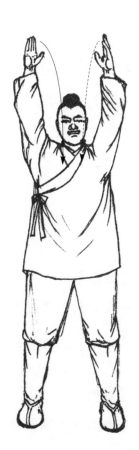

【練法】

　　1. 兩拳變掌，掌心向上，掌尖向外，經身體兩側向上伸舉、裡合。至正上方時掌心相對，掌尖向上。（圖4-3）

圖4-3

2. 兩掌下按，掌心向下，掌尖向裡。經面部至胸前時，上身隨之前俯，兩掌經胸前用盡全身之力向下按壓，壓至貼近兩腳背，虎口向後，掌尖相對，兩臂成環形。目視地面。（圖4-4、圖4-5）

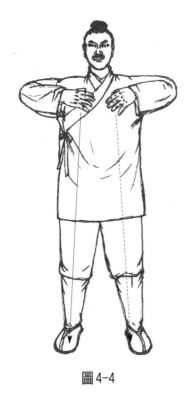

圖4-4

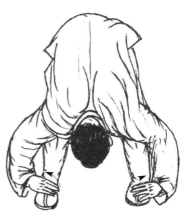

圖4-5

3. 兩掌於腳背上方用力緊握變拳，並轉腕使拳心向上。（圖4-6）

4. 上身徐徐起立，同時，兩拳盡力向上抽提，停於胸前，拳心向上，拳面向裡，兩肘尖與肩平，上身、頭頸正直。（圖4-7）

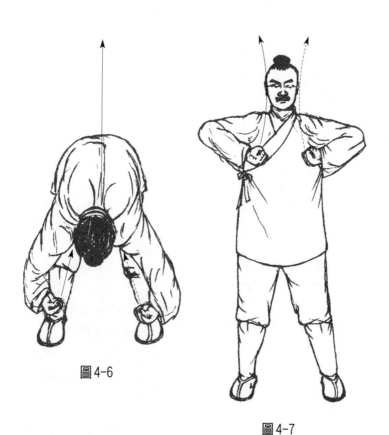

圖4-6

圖4-7

5. 兩手繼續抽提，至頭頂時拳心向上，拳眼相對；仰面抬頭，兩目上視雙拳。（圖4-8）

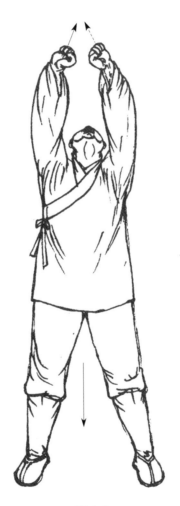

圖4-8

6. 兩拳伸指變掌，掌心向上，掌尖向裡相對，兩掌用力向上撐勁，目視兩掌背；同時，兩膝逐漸彎曲，上身下沉，臀部下坐使大腿與地面平行，膝蓋正對腳尖，成低平正馬步。動作到此成定形後，默數呼吸幾十次（初練時可少些）。漸練漸增，次數自定。（圖4-9）

上述動作為一遍，反覆練習幾遍後，即可收勢。

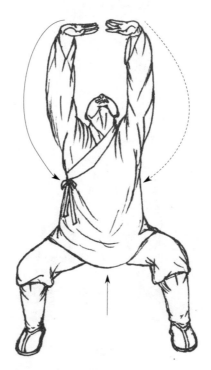

圖4-9

7.兩掌向左右下落，收拳抱於兩腰間，拳心向上，拳面向前，同時，伸膝立身。然後調勻呼吸。（圖4-10）

【功效】

1.此段是全身性伸展運動，可以調理和強壯五臟六腑。

2.伸展了全身肌肉、關節、筋骨、韌帶、肌腱。對於常見的都市病，如肩、頸、背痛，腰酸膝軟，四肢無力，手指關節不靈活，精神不振等，皆有療效。

3.有助於防治內臟器官下垂、脊椎退化、脊柱後凸、彎腰駝背、歪脖斜肩、高低肩等症，最適宜肌肉發達程度差、體力較弱的青少年練習。

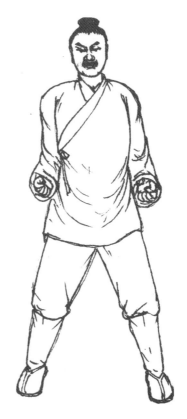

圖4-10

第二段　挽弓追風射胡梟

【歌訣】

　　兩拳交臂在胸前，蹲身坐馬把手翻。

　　左手豎指往左推，右手扣指拉弓弦。

　　左右相同似射箭，擴胸展臂練幾遍。

【練法】

　　1. 兩腳開立，稍
比肩寬；兩手握拳抱
於腰間，拳心向上，
拳面向前；自然呼
吸。（圖4-11）

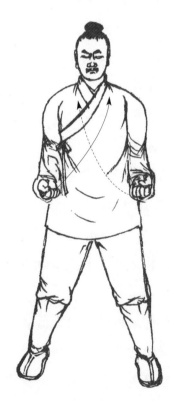

圖4-11

2. 兩拳用力平屈收抱於胸前，拳心向裡，拳眼向上，左拳在外，右拳在內，左腕內側貼住右腕背；目視兩拳間。（圖4-12）

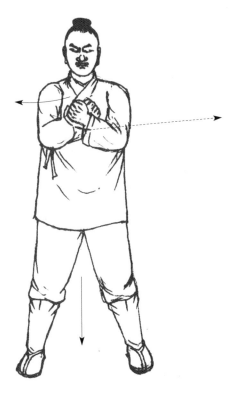

圖4-12

3. 兩膝彎曲，上身下坐，大腿與地面平行，膝對腳尖，成低平正馬步；同時，雙手成左向拉弓射箭勢。左拳伸食指成單指掌，食指尖向上，用力向左側伸臂撐開；右肘抬起平肩，右拳成扣指手向右拉置於右肩前，拳心向裡。（圖4-13）

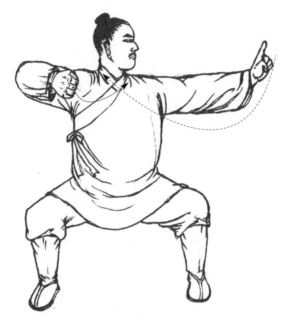

圖4-13

動作至此定形後，左右手作暗勁抻拔，默數呼吸（次數自定）。

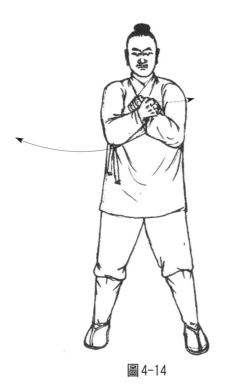

4.起身，兩手向胸前合攏成拳，兩腕交叉，左拳在內，右拳在外，右腕內側貼住左腕背，拳眼向上；目視兩拳間。（圖4-14）

圖4-14

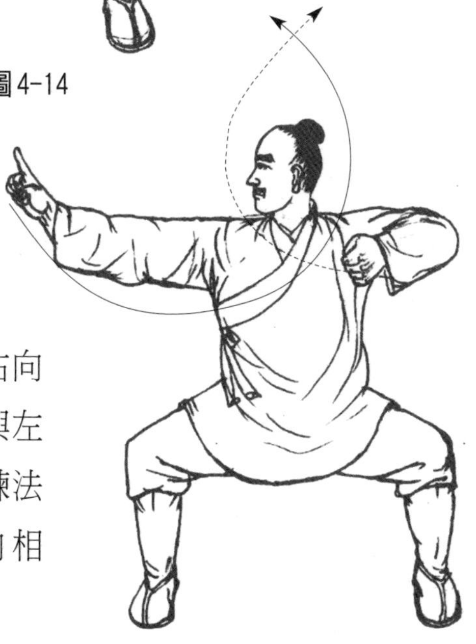

5.雙手成右向拉弓射箭勢。與左向拉弓射箭勢練法相同，唯方向相反。（圖4-15）

圖4-15

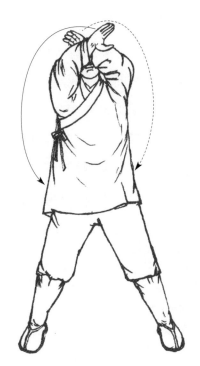

圖4-16

6. 按上述動作左右各練
幾遍後，上身立起；同時，
兩手成掌向胸前交叉上舉。
至頭頂而左右分開，挽臂收
於兩腰間抱拳，拳心向上；
二目平視前方。（圖4-
16、圖4-17）

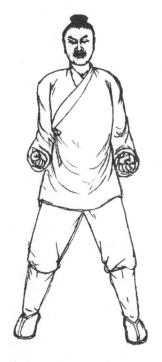

圖4-17

【功效】

1. 透過模擬彎弓搭箭，遠射天上大雕的一連串動作，可增強心肺功能，強壯胸部筋肌，結實四肢肌肉。

2. 左右開弓時，眼睛、頸椎、胸椎、腰椎也隨著左右旋轉活動，心肺等內臟器官可得到運動和按摩。

3. 鍛鍊眼睛內的睫狀肌，經常練習，可防止近視、斜視，消除眼睛疲勞，增進視力，令人眼明手快，反應敏捷。

4. 在坐馬彎弓、搭箭射出的連續動作中，鍛鍊右腦與左腦的溝通及身體各部分的協調能力，可起到發揮潛能、增強記憶、延緩大腦退化、穩固步履的作用。

第三段　隻手舉起瀝泉蛟

【歌訣】

右轉弓步勾左拳，挺膝左掌按右邊。

左轉弓步掌托肩，上舉下按目望天。

暗力抻拔默數息，繼換右手仿左練。

【練法】

1. 兩腳開立，稍比肩寬；兩手握拳抱於腰間，拳心向上，拳面向前；自然呼吸。（圖4-18）

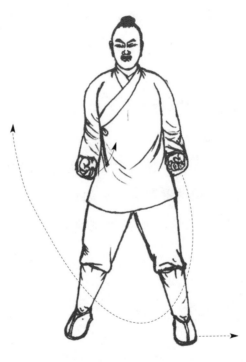

圖4-18

2. 緊握左拳經左大腿、小腿前面，向右上方用力以勾拳打出，拳心向裡，拳面高與眉平；右手隨之變掌，掌心向外，掌尖向上，屈肘把掌置於左腋下；同時，上身向右轉成右弓步。（圖4-19）

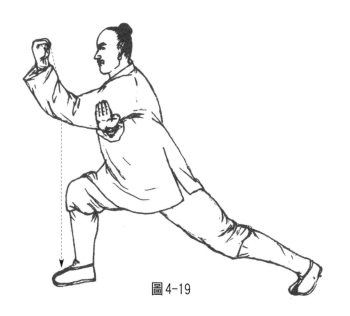

圖4-19

3.左拳變掌，向右腳尖前地面按下，掌尖向右腳跟；同時，右膝伸直，上身前俯，臀部向上凸起。（圖4-20）

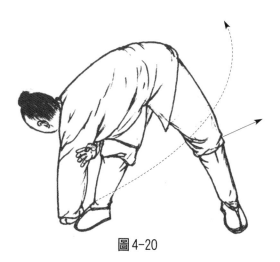

圖4-20

4. 上身緩緩左轉，左膝屈蹲，右腿蹬直，成左弓步；同時，左掌自右腳側向左繞過左膝，至腰側時，翻掌托於左耳側，虎口對耳，掌尖向後；右掌掌心向下，停於右腰際；目視左前方。（圖4-21）

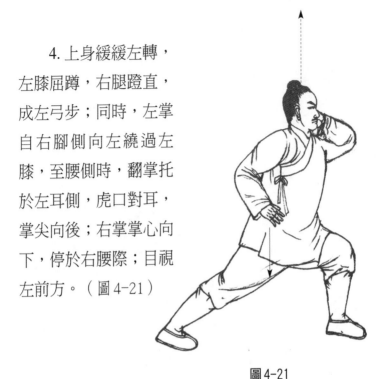

圖4-21

5. 左臂向上伸直，用力使左掌向上撐緊；右肘同時伸直，用力將右掌向下按壓至襠前；目視左掌背。（圖4-22）

動作到此定形後，左右掌暗力作上托下按抻拔勁，默數呼吸，次數自定。上為右勢。

6. 上體右轉約90°，兩手成拳收抱於腰際；兩膝稍屈。（圖4-23）

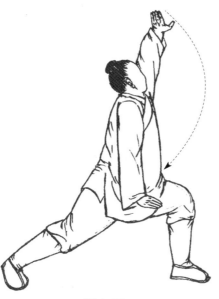

圖4-22

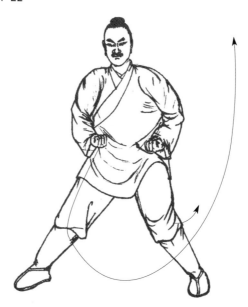

圖4-23

7. 上體左轉，右拳緊握經右大腿、小腿前面，向左上方用力以勾拳打出，拳心向裡，拳面高與眉平；左手隨之變掌，掌心向外，屈肘把掌置於右腋下；同時，上身向左轉成左弓步。此為左勢開始。（圖4-24）

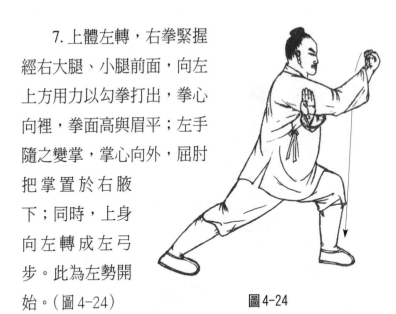

圖4-24

8. 即作左勢，左勢與右勢相同，唯方向相反。（圖4-25～圖4-27）

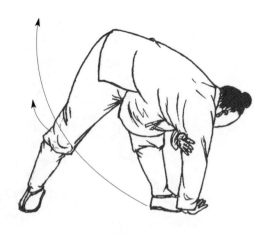

圖4-25

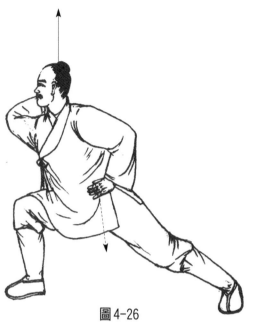

圖4-26

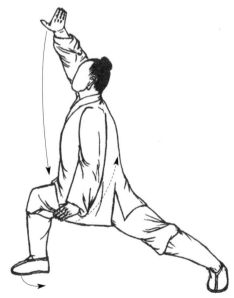

圖4-27

9.上述動作為一遍，反覆練習幾遍後，即可裡收兩腳，立正上身；兩拳也同時收抱於腰間，拳心向上。（圖4-28、圖4-29）

【功效】

1.鍛鍊整個消化系統各器官，經常練習，有助於防治腸胃疾病，調節胃酸等消化液的正常分泌，對於胃下垂、腸下垂、胃氣、疝氣、腸胃敏感、便秘、腹瀉、痔瘡的療效十分顯著。

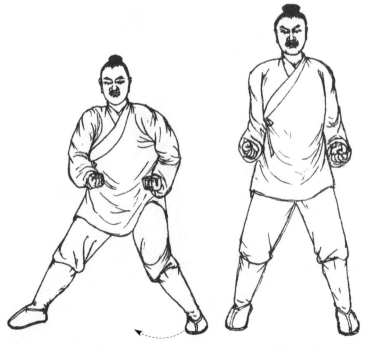

圖4-28　　　　　　　　圖4-29

2.可調節胰島素的正常分泌，維持正常的糖代謝，保持血糖的正常水準。

3.可提高肝臟化解毒素的功能，加強膽囊擴張和收縮，暢通膽管，幫助順利排泄膽汁，減少膽汁的淤積和膽石的形成。

第四段　回馬一槍退五勞

【歌訣】

兩拳自腹上下分，

左托右按至極限。

上體隨之右旋身，

扭頭意如回馬鞭。

展臂收拳勢還原，

繼作左顧瞧後邊。

【練法】

1.兩腳開立，稍比肩寬；兩手握拳抱於腰間，拳心向上，拳面向前；自然呼吸。（圖4-30）

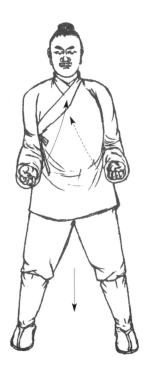

圖4-30

2. 兩手用力向胸腹前屈肘收抱，拳心向裡，拳眼向上，右拳在上，左拳在下；同時，兩膝略屈，成高馬步。（圖4-31）

3. 兩腿伸直，上身起立。同時，兩拳變掌，右掌心向下，用力下壓至腹前；左掌心向上，用力上托至胸前。（圖4-32）

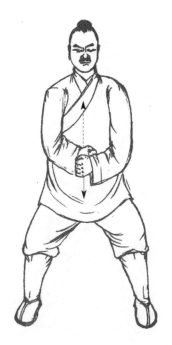

圖4-31

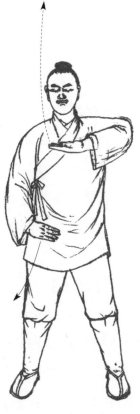

圖4-32

4. 兩掌繼續下壓上托，使右掌下壓至右大腿側，掌尖向前；左掌托舉於頭頂上方，掌心向上，掌尖向右；仰面，目視左掌背。（圖4-33）

5. 兩手的上托下按至一定程度時，上身再向右儘量扭轉，頭也隨之右後轉，目視左腳跟部；兩腿伸直保持不變。動作至此定形不動，默數呼吸，次數自定。（圖4-34）

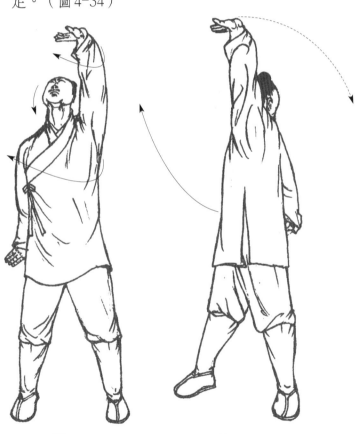

圖4-33　　　　　圖4-34

6. 左掌向左側下落、展臂，右掌向上抬起；同時，上體緩緩左轉，至正面時兩臂剛好平肩，兩掌心均向上；頭左轉，注視左掌。（圖4-35）

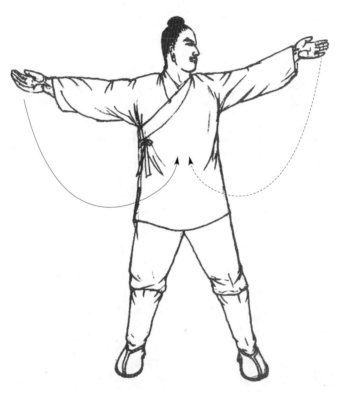

圖4-35

7. 兩掌同時緩緩下落，收至腹前後，繼變拳再用力向裡屈肘收抱，拳心向裡，拳眼向上，右拳在內，左拳在外；同時，兩膝略屈成高馬步。（圖4-36）

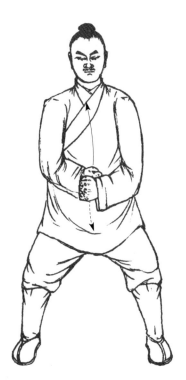

圖4-36

8. 上述動作是左勢，然後做右勢，方向與左勢相反。（圖4-37～圖4-40）

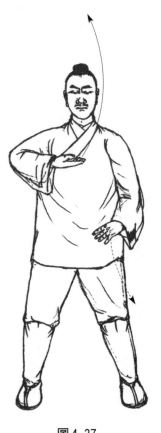

圖4-37

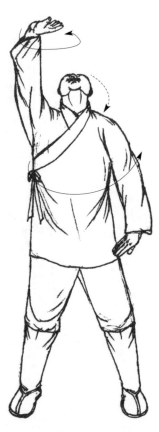

圖4-38

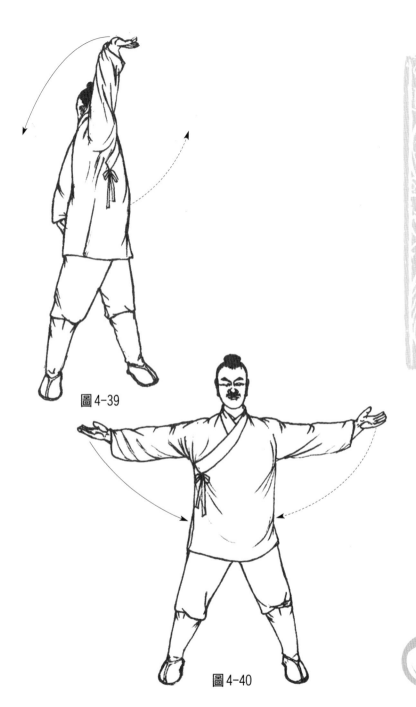

圖4-39

圖4-40

9. 按上述動作反覆練習幾遍後，即可收勢：將左右平伸之掌屈握成拳，落抱腰間，拳心向上。調勻呼吸。（圖4-41）

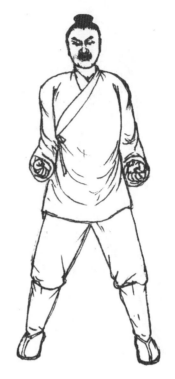

圖4-41

【功效】

1. 這段功夫，既動又靜，動靜相兼，運動量逐漸加大而不氣喘，筋骨逐漸增力而不自覺，循序漸進可達到固本培元、外壯內強的目的。其中幾節動作按中醫理論及前人歷來積累的經驗，被認為對五勞七傷有防治作用。五勞七傷，泛指各種內外勞損、受傷。

2. 透過練習，有助增強和改善各系統器官生理功能。特別可改善大腦和中樞神經對臟腑氣機及身體各部分的調節作用，鬆弛身心，恢復體力，轉弱為強。

第五段　怒目攢拳黃龍搗

【歌訣】

　　直身兩臂前抬平，攢拳屈臂平兩肩。

　　兩肘後收夾肋緊，拳置脅前馬步鉗。

　　怒目鍛勁拳握緊，默數次數堅持練。

【練法】

　　1.兩腳開立，
稍比肩寬；兩手握
拳抱於腰間，拳心
向上，拳面向前；
自然呼吸。（圖
4-42）

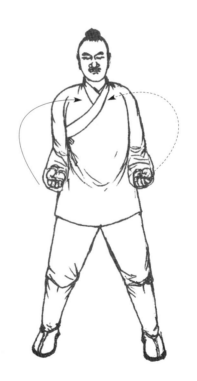

圖4-42

2. 兩拳成掌自腰間弧形向胸前平抬，掌心向下，掌尖向前，兩臂與肩同寬；兩目平視。（圖4-43）

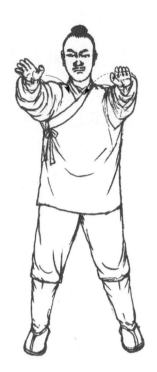

圖4-43

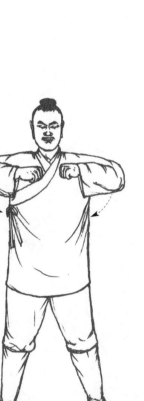

圖4-44

3. 雙臂內旋，兩掌隨之抓緊成拳，拳心向下，屈臂內收置於胸前，兩拳面相對，拳心向下，肘臂與肩平；目視前方。（圖4-44）

4. 兩臂外旋，同時用力後拉，把兩拳收抱至肋旁，兩拳緊握，拳心向上；兩腳腳趾用力抓緊地面，上體下沉，屈膝蹲成馬步；兩眼怒目瞪圓，瞪視前方。（圖4-45）

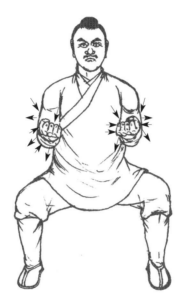

圖4-45

這個動作定形時，要做到兩肘用力緊夾兩肋，拳緊緊用力握固，即所謂「拉無可拉」「握無可握」「夾無可夾」的全身性高度緊張用力程度。然後默數呼吸，加勁若干次，次數自定。

5. 伸膝立身，同時，兩拳下落抱於腰間；舒鬆身體，調勻呼吸。（圖4-46）

【功效】

這段功法，能剛能柔，可快可慢，具有養生健體、增強技擊能力等作用，要求內外協調，剛而不僵，柔而不軟，以氣助勢，以氣催力。

持久練習，可振奮精神，增強氣力，增加自信，穩定情緒，逐步養成遇強不怯、見惡不懼的膽識和臨危不亂、從容處世的神態。

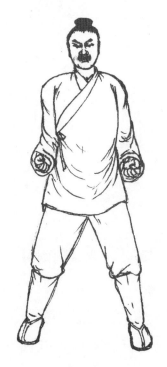

圖4-46

第六段　正朝天闕强腎腰

【歌訣】

　　舉臂仰身復下躬，膝挺兩掌按地面。

　　旋掌握踵頭昂起，左弓頭轉向後看。

　　繼之回身仍握踵，再向右轉行連環。

【練法】

　　1.兩腳開立，稍
比肩寬；兩手握拳抱
於腰間，拳心向上，
拳面向前；自然呼
吸。（圖4-47）

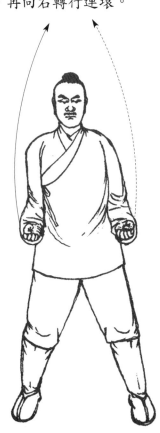

圖4-47

2.兩拳變掌，掌心向上，經身體兩側向上平舉。上舉至頭頂時，掌心相對；仰面，兩目上觀。（圖4-48）

3.兩掌掌心向下經面前、胸前用力向下按壓，壓至貼近兩腳背，虎口對腳頸；上身隨之前俯，目視地面。（圖4-49）

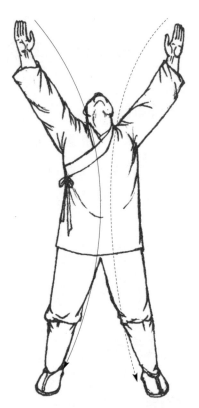

圖4-48

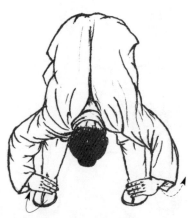

圖4-49

4. 分開兩手，握住
兩腳後跟，拇指握住踝
外側，其餘四指握住踝
內側；頭向前昂起，目
視前方。（圖4-50）

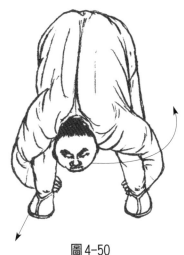

圖4-50

5. 頭用力向左後方擰轉，目視左後方；同時，腰
部與頭部的方向相反，用力扭擺向右方；右手上移至
右大腿根部。形成「搖頭擺尾」的姿勢。（圖4-51）

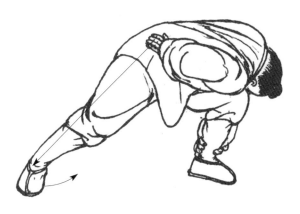

圖4-51

153

6. 回轉，右手下移握住腳踵，繼行右轉。右轉與左轉練法相同，唯方向相反。（圖4-52～圖4-55）

7. 左右「搖頭擺尾」反覆練習數遍，即可收抱雙拳於腰間，拳心向上。調勻呼吸。（圖4-56）

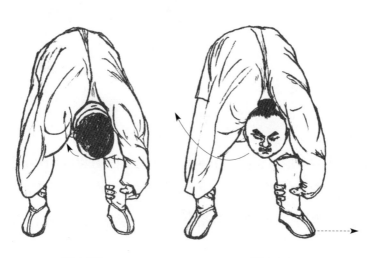

圖4-52   圖4-53

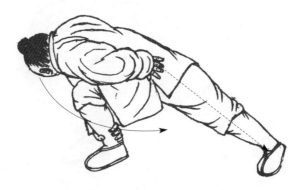

圖4-54

岳武穆八段錦匯宗

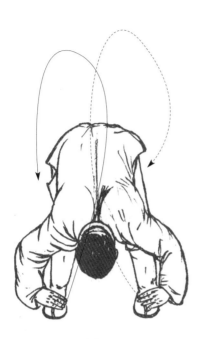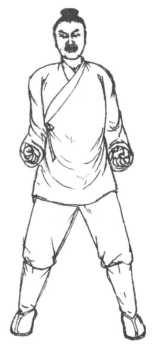

圖4-55　　　　　圖4-56

【功效】

1.透過搖頭、擺尾，先後旋轉頭部、頸部、胸椎和腰椎、尾椎、臀部，可逐漸化解內臟器官的淤血和累積毒素，可有效地消除身體各器官、各系統因功能障礙所表現的一些不協調的病態。

2.透過鍛鍊，更能改善人體內臟器官的血液循環，增強其生理功能，起到「內功」作用。

第七段　力挽狂瀾赤誠保

【歌訣】

　　右腳上前翹腳尖，俯身抱腳額前伸。

　　緩緩抬起與胸平，全身重心左腿鎮。

　　鬆手展臂落右腳，繼行左腳一樣跟。

【練法】

　　1. 兩腳開立，稍比肩寬；兩手握拳抱於腰間，拳心向上，拳面向前；自然呼吸。（圖4-57）

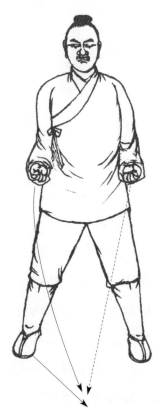

圖4-57

2. 右腳向正前方上一步，腳跟貼地，翹起腳尖，隨之，上身前俯，左膝屈蹲；兩手向前抱住右腳掌，左掌抱住右掌背；頭部前伸，以額去貼腳尖。（圖4-58）

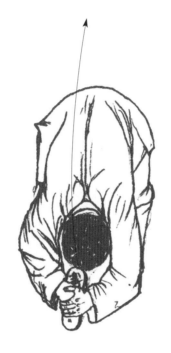

圖4-58

3. 重心移至左腿，上身起立，右腿上抬伸直，左膝也伸直，腰背挺直；兩手握住右腳掌。動作定形後站穩，默數呼吸若干次。（圖4-59）

4. 兩手鬆握，向左右展臂。（圖4-60）

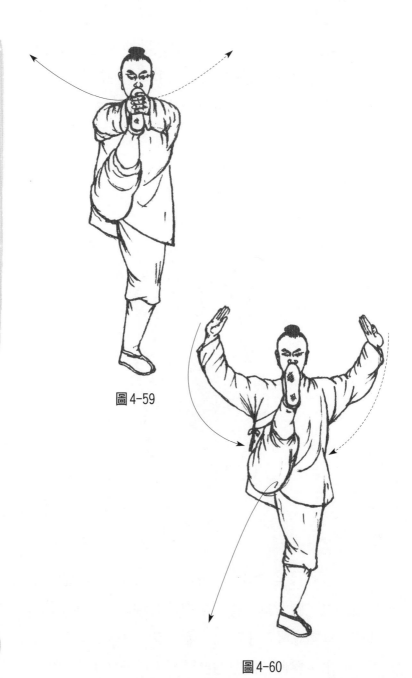

圖 4-59

圖 4-60

5. 右腳緩緩下落，開步而立；兩手收抱腰間握拳，即成本段開始勢。接著練習左腳動作，練法與右腳相同，唯方向相反。（圖4-61～圖4-64）

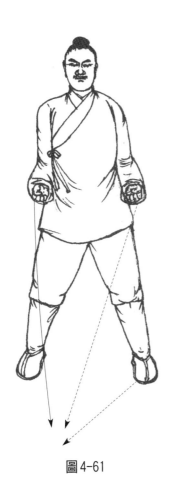

圖 4-61

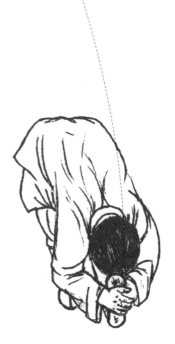

圖 4-62

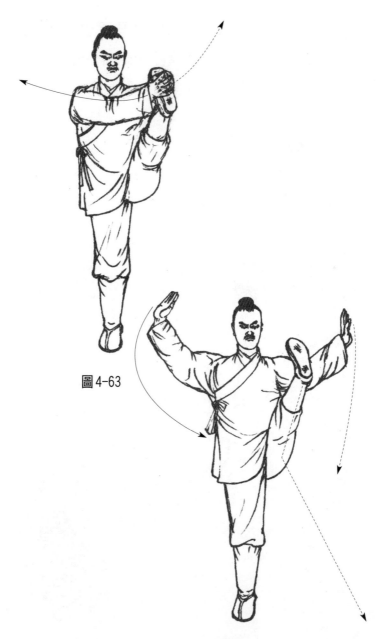

圖 4-63

圖 4-64

6. 按上述練法左右各做幾遍，然後收勢。（圖 4-65）

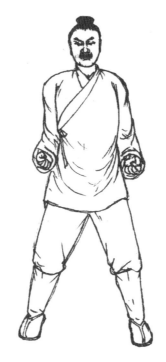

圖4-65

【功效】

1. 此段的鍛鍊，能促進肌肉、筋骨發育，改善脊柱彎曲變形、含胸弓背，斜身歪頭等不良體態。

2. 提高生理機能，增進新陳代謝，固本培元，增添活力，對於各種器官組織或全身功能衰退、體弱、骨質疏鬆等症狀，都能起到保健、理療和康復作用。

第八段　縱馬揮刀精忠效

【歌訣】

收拳抱腰馬步蹲，兩掌前插抬腳跟。

兩臂挽拳猛立身，後翹腳尖落腳跟。

顛簸彈跳練起落，振盪療養怡精神。

【練法】

1. 兩腳開立，稍比肩寬；兩手握拳抱於腰間，拳心向上，拳面向前；自然呼吸。（圖4-66）

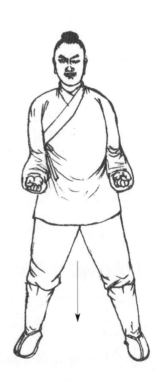

圖4-66

2. 兩肘後收緊拳，兩腿屈蹲成馬步，目視前方。
（圖4-67）

3. 兩拳變掌用力向前方插出，掌心相對，掌尖向前，相距與肩同寬；同時，兩腳跟提起離地，上身略前俯，兩膝仍微屈，保持半蹲而腳跟離地的馬步樁。
（圖4-68）

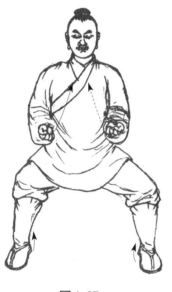

圖4-67

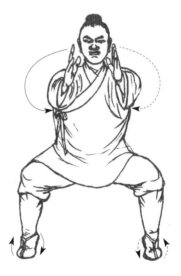

圖4-68

4. 上動作定形後稍停。然後，兩掌握拳用力向後收抱，兩臂外旋，拳心向上，拉回胸旁。隨即，兩腳掌向上翹起，用力使腳跟跺振地面；同時，膝部挺直，上身隨之起立，但仍略向前俯，腳跟站穩，使身體平衡成定形。（圖4-69）

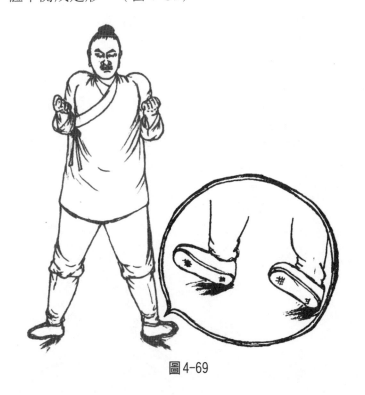

圖4-69

以上各勢連起來有節奏地做，兩手前插後拉，腳掌著地、隨即將腳跟提起，然後向後跺振地面、腳尖翹起，就形成了「馬上顛簸」的連續動作。反覆練習幾次後再接下勢。

5. 先落腳尖，再落兩拳，即本段開始勢。接著，兩腳用力起跳，在空中兩腳併攏；於身體騰空的同時，兩手在空中向後反臂環繞一周。落地時併腳，兩手抱拳腰際。（圖4-70～圖4-72）

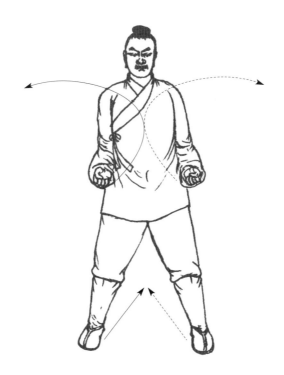

圖 4-70

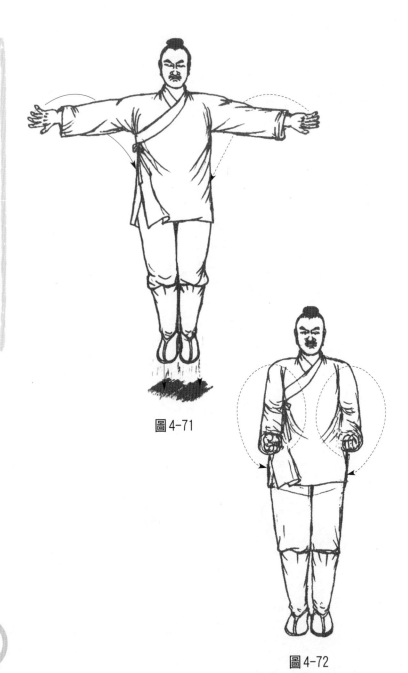

圖4-71

圖4-72

6.反覆騰空幾次後，兩拳成掌，自腰向胸上左右分開、繞弧下落，垂於體側。舒鬆身體，調勻呼吸。本功結束。（圖4-73）

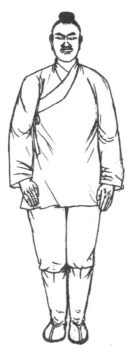

圖4-73

【功效】

身體的起落、四肢的伸縮，與神經中樞和內臟器官組織的節奏、頻率，趨於和諧、協調、合拍的良好效應，能夠加強全身多器官的活動功能，可以消除多種疾病。

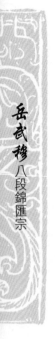

岳武穆八段錦匯宗

第五章
峨眉岳門八段錦

　　岳門，據說由宋代抗金名將岳飛所傳，曾被作為岳家軍練兵必修課目，後漸漸流入民間。

　　峨眉岳門，屬於岳門秘宗，自成一家，主要流傳於川東、川南一帶。此門武功矮樁見長，出手較重，突出弓箭步，兩腳講實勁，實戰價值高。

　　因武術界常把岳飛看成八段錦的宗師，少林、武當諸派均有類似功夫，冠名「武穆」、「岳王」、「岳家」等的八段錦極為多見。一般而言，各門八段錦均沿襲本門一貫風格，如少林偏剛，武當偏柔等；峨眉岳門八段錦也不例外。

　　岳門八段錦，功出名門，獨具特色，勢架內斂，樁法偏低，剛中濟柔，短中加長，內外兼修。練之可以舒利筋骨，增益氣力，康健臟腑，祛病延壽，功效非凡。

【總訣】

　　托起峨天理三焦，跨馬彎弓射金雕。

　　只手舉鼎脾胃調，回首北望治五勞。

　　直搗黃府拳勁高，能屈能伸活溜腰。

　　脊龍戲水心腎交，地動山搖百邪消。

第一段　托起峨天理三焦

【歌訣】

雙掌起壓調息源，

仰面托起峨眉天。

躬身按掌腳尖前，

抱起使氣沉丹田。

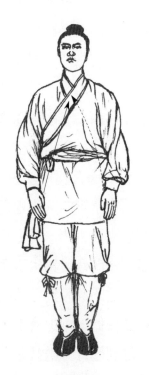

【練法】

　　1. 正身直立，兩腳併攏，全身放鬆，呼吸自然；頭上頂，腹微收，膝微挺，雙掌垂放體側；兩目平視。

（圖5-1）

圖5-1

2.兩手抬起至胸前，右手握拳，左掌護於右拳面上，行抱拳禮，此也稱為「請手」勢。（圖5-2）

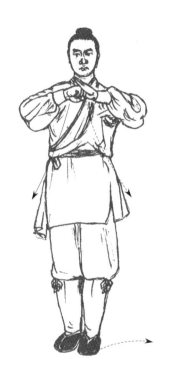

圖5-2

3. 放下雙手，垂於體側，左腳微向左移步，右腳繼之外移，兩腳平行開立，與肩同寬；同時，兩掌翻轉，掌心向上，虎口撐開，如抱球狀於小腹前。

吸氣，兩掌抬至胸前，肘臂與肩平，掌心向上，掌尖相對，收提小腹，使氣充分吸滿；隨之呼氣，兩

掌翻轉，掌心向下，虎口向裡，沿胸前下按至腹前，
小腹隨之鼓起（此為逆腹式呼吸法）。（圖5-3～圖
5-6）

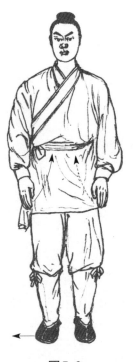

圖5-3

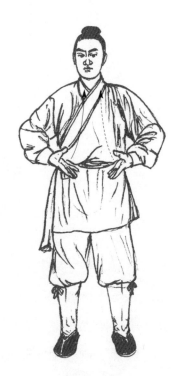

圖5-4

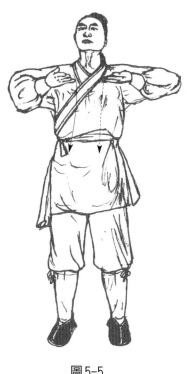

圖5-5

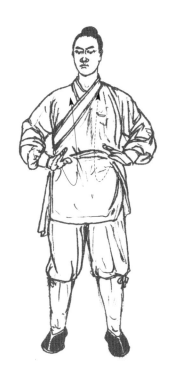

圖5-6

4.兩掌翻轉成掌心向上，緩緩抬至胸前，繼翻掌向頭頂上方緩緩托起，掌尖相對，掌心向上。兩掌至頭額上方時，閉息，仰面向天。兩掌再盡力托舉，肘臂不可太直，要保持三屈（指屈、腕屈、肘

屈）狀，向上用暗勁抻動三五次。（圖5-7～圖
5-9）

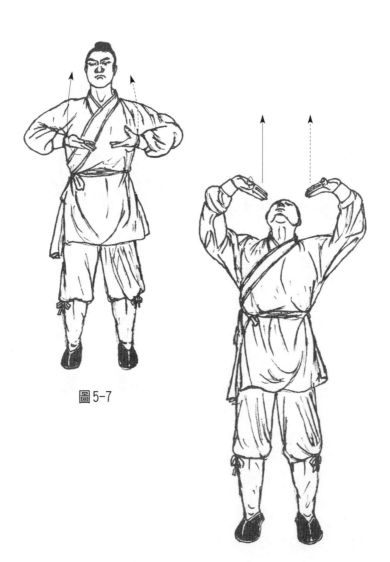

圖5-7

圖5-8

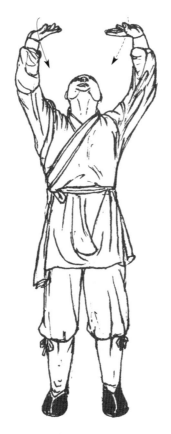

圖5-9

5. 翻掌使掌心向下，經面前緩緩下按，最後貼於腳前；同時，俯身，兩膝挺直。接著，兩掌旋指轉腕，掌心向上，指尖相對，向上收抱至腹前，兩臂抬起成圓；同時，兩腿屈蹲成馬步。（圖5-10～圖5-12）

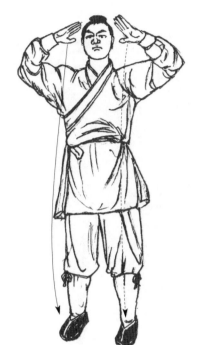

圖5-10

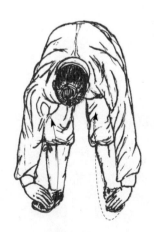

圖5-11

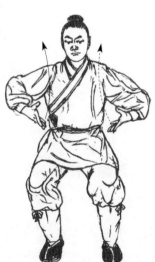

圖5-12

6. 兩手上托，身體緩緩伸立。兩掌至肩前時，轉成掌心向下，繼下按至小腹前，同時，配合咽唾把氣吞入丹田。隨即呼氣，收右腳成併步，正身直立；十指屈握成拳，拳心向下，拳面相對。（圖5-13、圖5-14）

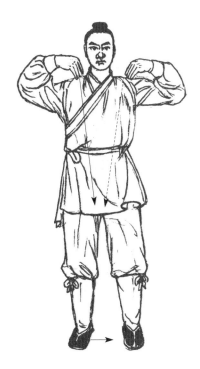

圖5-13

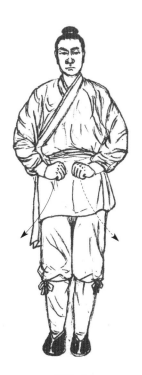

圖5-14

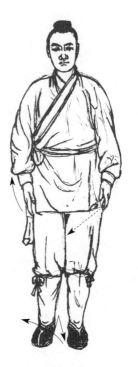

7. 兩拳鬆握成掌，垂於體側，放鬆身體，調勻呼吸。（圖5-15）

圖5-15

第二段　跨馬彎弓射金雕

【歌訣】

　　震腳開蹲馬步樁，單指左右推前方。

　　抻把扣弦練箭勢，射落金雕心氣強。

【練法】

1. 雙掌握拳收腰。接著，右腳一震腳，左腳一上

步，左拳作前擊勢。
然後，右腳旁開落
步，並下蹲成馬步；
左拳收抱腰際，拳心
向上；右手成單指掌
先推向正前方，繼向
右側方劃展臂，至與
肩平，掌心向右；頭
右轉，目注食指尖。
（圖5-16、圖5-17）

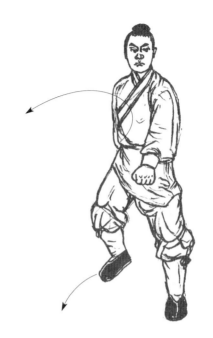

圖5-16

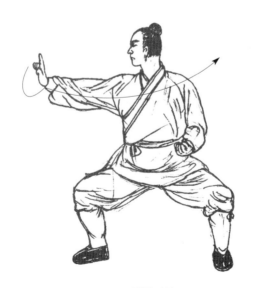

圖5-17

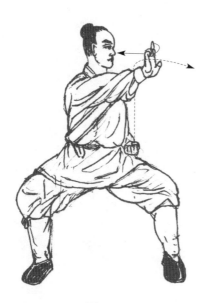

圖5-18

2. 右手單指掌向前、向左側伸臂緩緩移動。待右掌至左肩前時，左拳變掌從右腕內側穿出，成單指掌，掌心向左，掌尖向上；頭左轉，目注左食指；右手扣指，拳心向下，肘臂抬起與肩同高。（圖5-18、圖5-19）

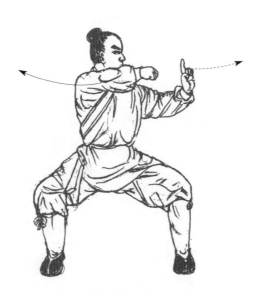

圖5-19

3. 左掌盡力向左前方推抻；右手握拳屈肘後拉，
至右肩前止，拳心向下，拳眼對肩；目視左手食指。
（圖5-20）

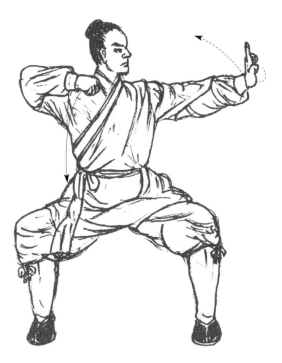

圖 5-20

4. 接著做右勢，練法與上述左勢相同，唯方向相反。（圖5-21～圖5-24）

左右各練幾遍，即可收勢。練習遍數自定。

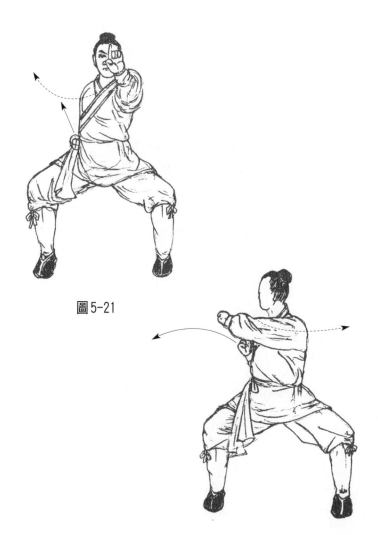

圖5-21

圖5-22

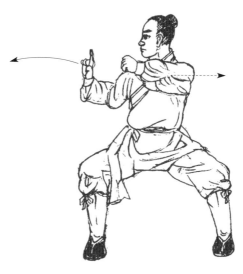

圖5-23

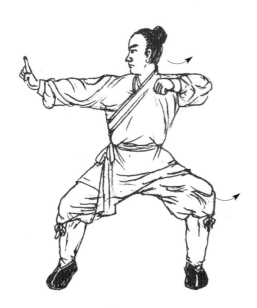

圖5-24

5. 右手（掌心向上）劃臂，至右肩前收攏成掌心向下；左拳停於左肩前不變；同時，頭面轉正，收右腳於左腳內側，併步而立。

然後，左拳變掌與右掌一齊沿胸前按下，至小腹前時握拳收置腹側，拳心向裡，拳面向下；調勻呼吸。（圖5-25～圖5-27）

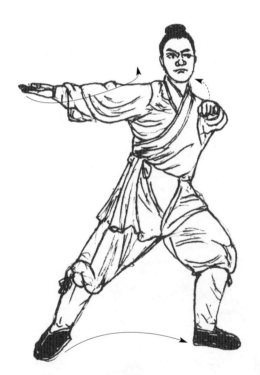

圖5-25

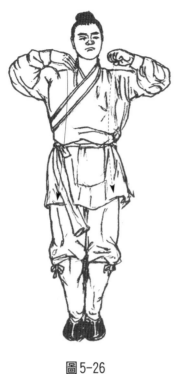

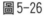

圖5-26

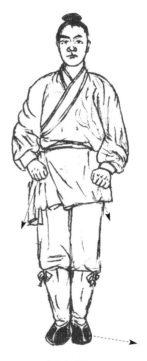

圖5-27

第三段　隻手舉鼎脾胃調

【歌訣】

抱掌胸前兩相翻，上托下按意綿綿。

仰面觀月摘星攬，左右互換多練練。

【練法】

1.左腳向左擺跨一步，兩腳與肩同寬；兩掌垂於體側，掌尖向下；自然呼吸，兩目平視。（圖5-28）

2.兩掌內收至小腹前，掌心向上，掌尖相對，再沿體中線托至胸前；同時，小腹內收。（圖5-29）

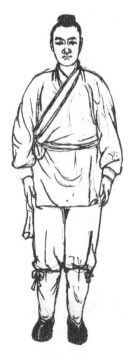

圖5-28

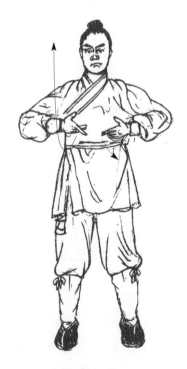

圖5-29

3. 左掌內轉腕，掌心向下；右手外翻，掌心向上。接著，兩掌向相反方向運力，右掌自胸前經面部向頭頂上方托舉，掌尖向左；左掌向左側下撐至大腿外下側，掌尖向前，虎口向裡；仰面，目視右掌。兩掌用暗勁向相反方向抻拔三五次。（圖 5-30、圖 5-31）

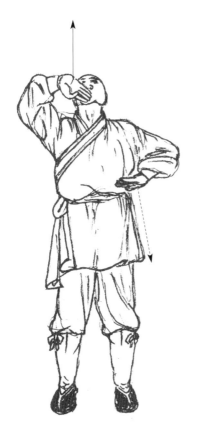

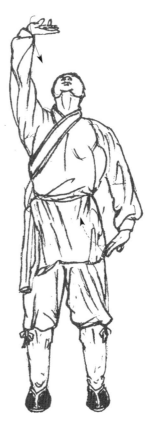

圖 5-30　　　　　　　　　圖 5-31

4. 兩掌同時轉腕，掌心相對，正頭頸，目視前方。然後，兩掌緩緩相合，至胸前時，右掌向右大腿側下按撐，掌尖向前，虎口向裡；左掌翻轉，向頭頂上方托舉，掌心向上，掌尖向右；隨之仰面，目視左掌。（圖5-32～圖5-34）

以上動作一左一右反覆練習幾遍後，即可收勢。

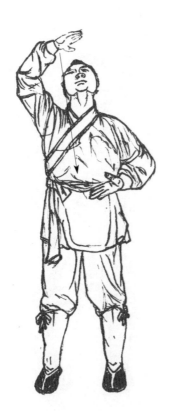 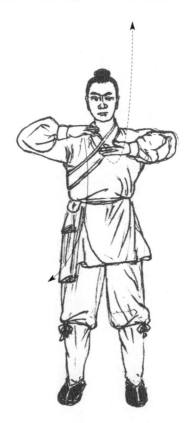

圖5-32　　　　　　　　　圖5-33

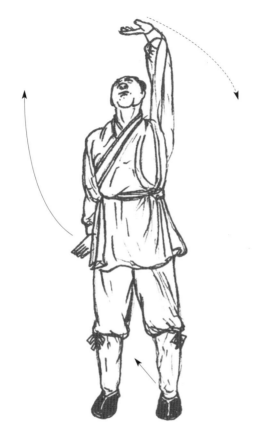

圖 5-54

5. 收勢時，右掌向右側上抬，左掌向左側下落；頭右轉，目視右掌。待兩臂左右展平、掌心向上時，收左腳至右腳內側成併步，兩掌向胸前內合，掌心向下，沿體中線下按。按至小腹前時，兩掌屈指握拳，拳心向下，拳面相對，拳眼對臍；兩目平視，調勻呼吸。（圖 5-35、圖 5-36）

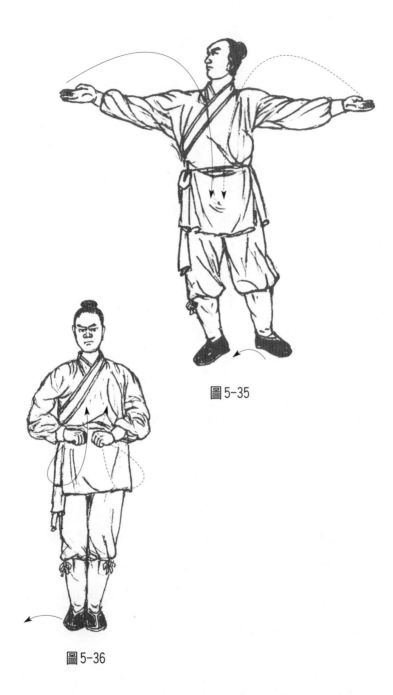

圖 5-35

圖 5-36

第四段　回首北望治五勞

【歌訣】

舉臂有如猿摘桃，另手後置勢協調。

隨之轉背回頭瞧，專治五臟病損勞。

【練法】

1. 右腳向右擺跨一步，兩腳與肩同寬；同時，兩拳伸指轉腕，掌心向上，虎口張開，於小腹前成抱球狀。（圖5-37）

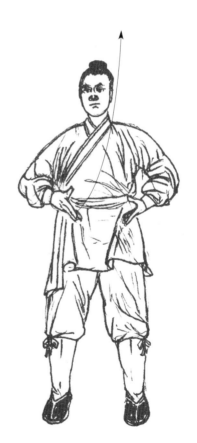

圖5-37

2. 右掌上抬，經左肩向頭頂上方托起，掌心向上，掌尖向左；左掌轉腕下繞至左臀部後側，掌心向後，虎口對臀；同時，自腰部以上向左轉，頭也左轉，兩目用力向左後側瞪視。（圖5-38）

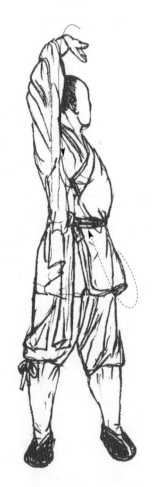

圖5-38

3. 稍停片刻，上體緩緩迴旋；同時，右掌翻轉成掌心向下，沿面前向胸前下按；左掌翻轉成掌心向上，沿腹前向胸前上收。兩掌至胸前成抱球狀，正身、正頭頸，自然呼吸，兩目平視。（圖5-39）

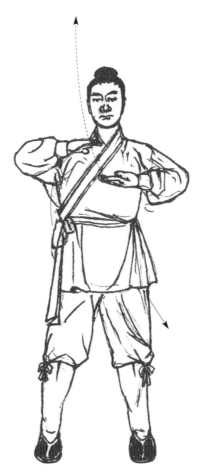

圖5-39

4.上體向右側扭轉，同時，左掌經右肩向頭頂上方托起，右掌轉腕繞至右臀部後側，頭部右轉，兩目盡力向右側後方瞪視。（圖5-40）

以上動作反覆練習幾次後，即可收勢。

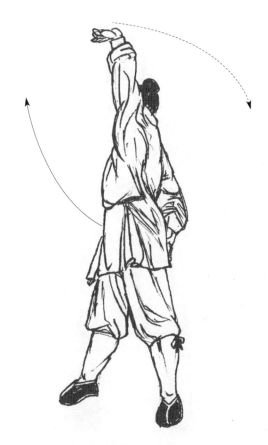

圖5-40

5. 上體轉正，收左腳於右腳內側成併步，同時，兩臂左右展平，繼向內合掌，並沿體中線下按。按至小腹前屈指握拳，拳心向下，拳眼對臍；兩目平視，調勻呼吸。（圖5-41、圖5-42）

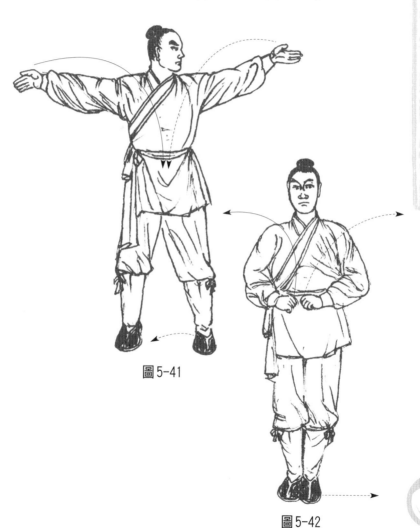

圖5-41

圖5-42

第五段　直搗黃府拳勁高

【歌訣】

馬步蹲襠捶前衝，伸掌挽指握手中。

先前繼之左右同，目怒肝動筋疏通。

【練法】

1. 左腳向左側擺跨一步，雙腿漸漸下蹲成馬步；同時，兩拳向前方伸出，至臂直時兩拳成掌，掌尖向上，虎口張開，繼向左右分開。隨即兩手挽指成拳，收抱於兩腰際，拳心向上，拳面向前。（圖5-43、圖5-44）

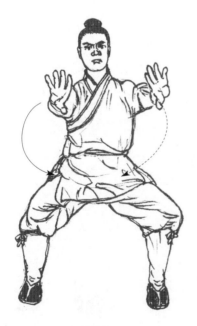

圖5-43

196

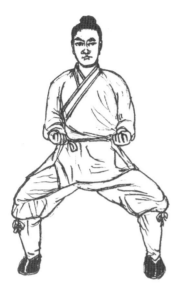

圖5-44

2. 吐氣發聲，右拳向前平肩衝出，拳心向下，拳面向前；兩目瞪圓，怒視前方，有將鐵板擊穿之意。（圖5-45）

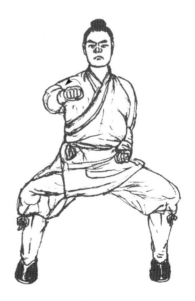

圖5-45

197

3. 伸開五指，然後再用力挽扣成拳，並收拉回腰；同時，左拳向前衝出，拳心向下，拳面向前，高與肩平；兩目瞪視前方。（圖5-46、圖5-47）

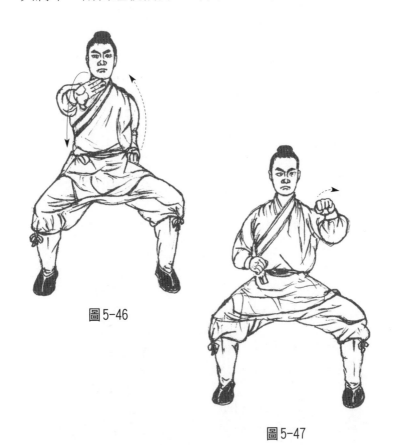

圖5-46

圖5-47

4. 左手伸指、挽拳、收腰；同時，右拳迅疾向右側衝出，拳心向下，拳面向右，高與肩平；頭右轉，瞪目怒視右側。（圖5-48～圖5-50）

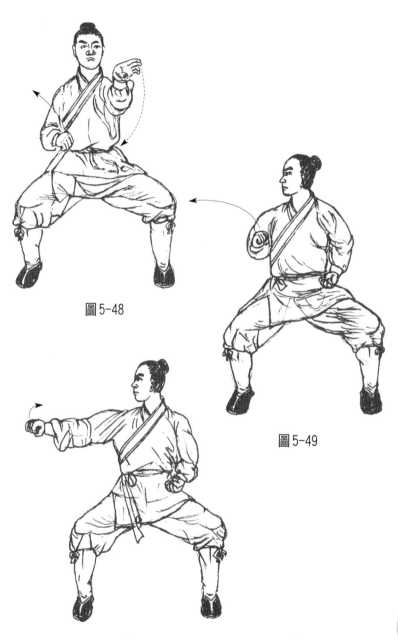

圖 5-48

圖 5-49

圖 5-50

右手挽指、握拳、收回腰際；同時，左拳自腰間向左側衝出，拳心向下，拳面向左，高與肩平；轉頭，兩目怒視左側。（圖5-51～圖5-53）

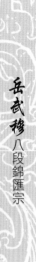

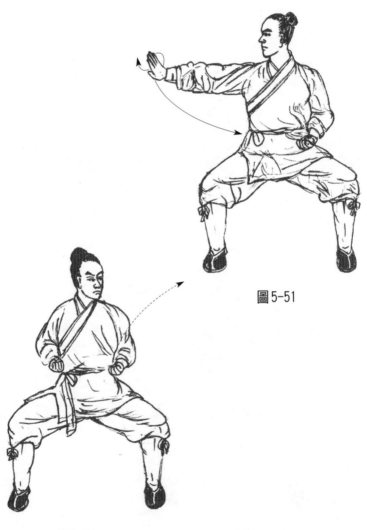

圖5-51

圖5-52

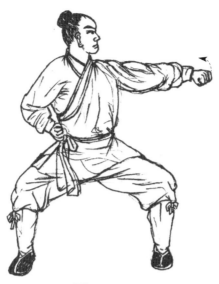

圖 5-53

6. 左手挽指、握
拳、收抱腰際,正頭
頸。接著吸氣,將兩拳
上抬,於腋前(拳心向
上)時,氣已吸滿。隨
即猛然吐氣發聲,兩拳
向左右同時衝出,兩臂
成一字平肩狀,拳心向
下,拳面向外;頭右
轉,怒目瞪視右側。
(圖5-54~圖5-57)

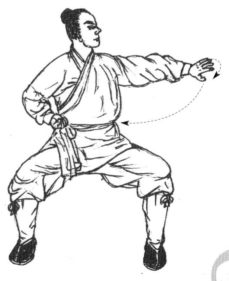

圖 5-54

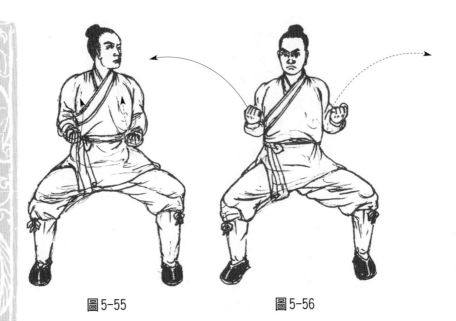

圖5-55　　　　　　　　　　　圖5-56

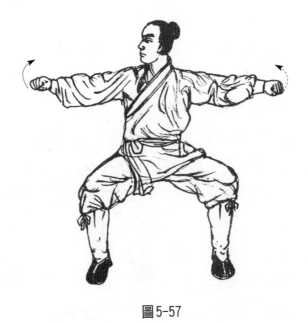

圖5-57

7. 兩拳同時伸開十指，再旋腕扣指成拳，收抱腰際，拳心向上，肘尖後拉使腋勁夾緊。（圖5-58～圖5-60）

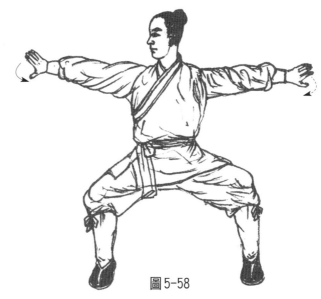

圖5-58

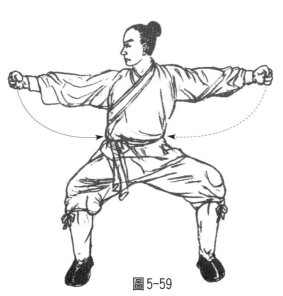

圖5-59

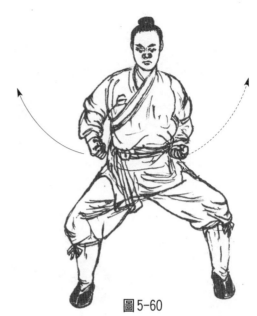

圖5-60

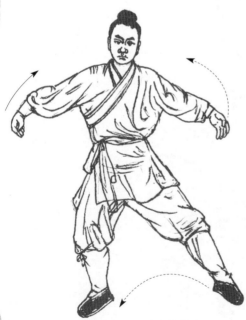

圖5-61

8.兩拳成掌，先左右分展；兩臂與肩相平時，繼自左右向上合攏；至面前時，再沿體中線下按；至小腹前時，雙掌握拳，拳心向下，拳眼對臍。同時，左腳向右腳內側收攏。調勻呼吸。（圖5-61～圖5-63）

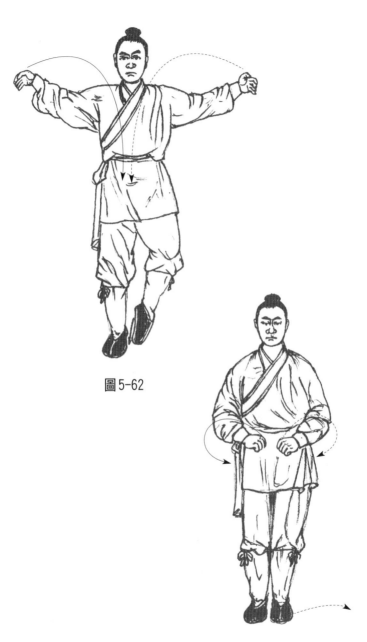

圖5-62

圖5-63

第六段　骹屈骹伸活溜腰

【歌訣】

　　兩手反掌按腰脊，腳趾抓地身挺起。

　　掌沿後經拍至底，躬身坐馬祛腎疾。

【練法】

　　1. 左腳左擺一步，兩腳間距比肩稍寬；同時，兩拳變掌，繞至後腰按在腎俞穴部位，掌尖向下，虎口向外。（圖5-64）

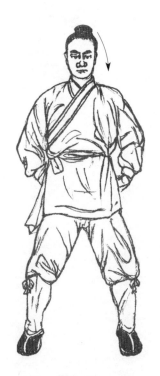

圖5-64

2. 上體後仰，腹部收緊。接著，兩掌拍擊腰椎至尾閭，漸漸正身；繼之，向前緩緩俯下，兩掌再自尾閭向兩邊分開，從兩腿後側向下逐次拍擊，直至腳後跟為止。在躬身拍擊中，膝節始終保持挺直，不可彎曲。（圖5-65、圖5-66）

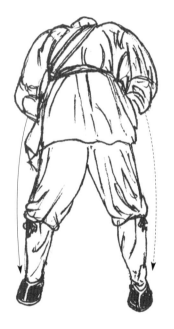

圖5-65

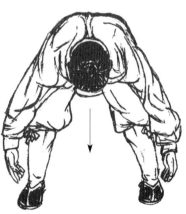

圖5-66

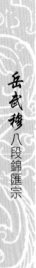

3. 臀部下落蹲成馬步；兩掌移至腿前脛部，掌尖向下，掌心相對，抱掌上托。隨即，緩緩起身，左腳收於右腳內側；兩掌至頭頂內合、下按，至頜前時，握指成拳。繼下壓至小腹前，拳心向下，拳眼向裡。調勻呼吸。（圖5-67～圖5-69）

上述動作為一遍，可視自己體力反覆練習。

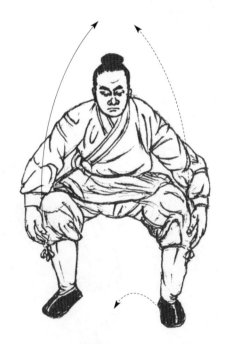

圖5-67

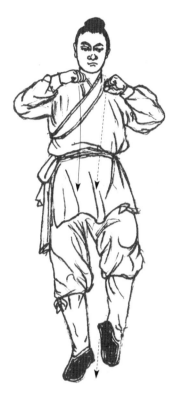

圖 5-68

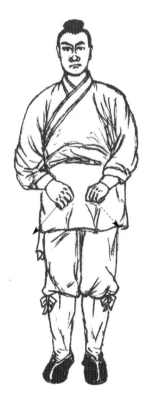

圖 5-69

209

第七段　脊龍戲水心腎交

【歌訣】

　　右轉弓步低俯觀，佝腰往前至左邊。

　　順逆連環搖身旋，神清氣靜心情恬。

【練法】

　　1.兩腳併步，正身直立，兩掌垂放體側，呼吸自然，兩目平視。（圖5-70）

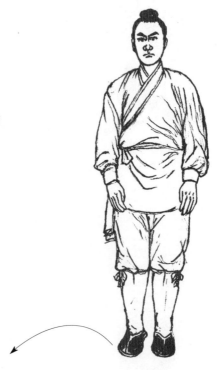

圖5-70

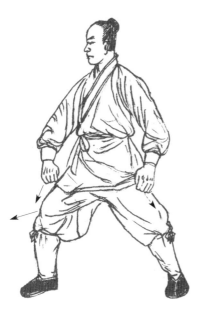

2. 右腳向右側方上一大步，上體右轉，左腿蹬伸成右弓步；右手扶於右膝上，左手扶於左膝外上部。目視右前方。（圖5-71、圖5-72）

圖5-71

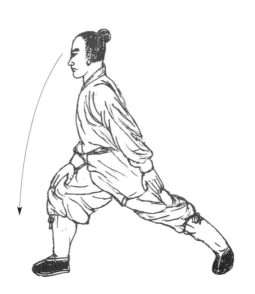

圖5-72

3. 上體先向右膝下方俯身，至胸部貼壓住膝蓋時，上身再緩緩向右膝內側移動，經襠前、過左膝，至左側後即緩緩立身而起。此時，下盤成左弓右箭勢，目視左側前方。（圖5-73～圖5-76）

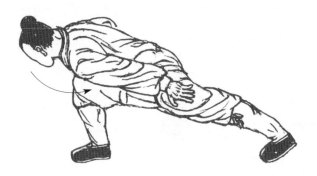

圖5-73

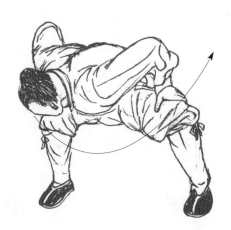

圖5-74

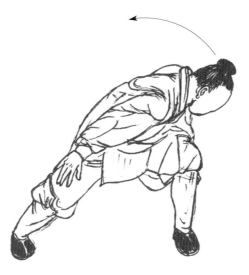

圖5-75

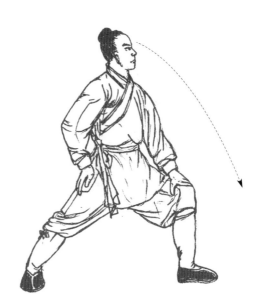

圖5-76

4.接下來，即從左側向右側轉動，練法與上述動作相同，唯方向相反。（圖5-77～圖5-80）

按上述方法，左右反覆練習幾遍，即可收勢。

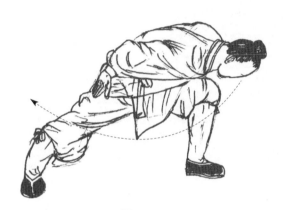

圖5-77

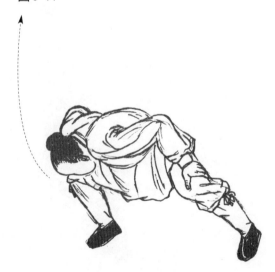

圖5-78

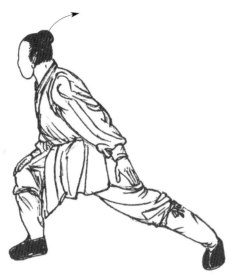

圖5-79

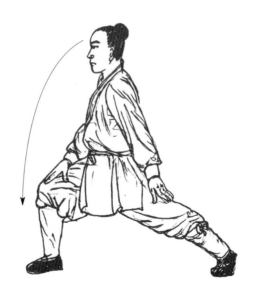

圖5-80

5. 身體轉正，兩腿成馬步。然後，立起上身，兩掌向兩側平展，掌心向上，高與肩平。（圖5-81～圖5-83）

6. 右腳收攏；同時，兩掌裡合至頜前握拳，繼沿體中線壓至小腹前，拳心向下，拳眼對臍；調勻呼吸。（圖5-84、圖5-85）

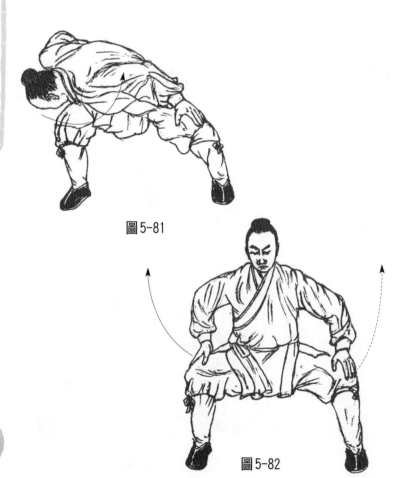

圖5-81

圖5-82

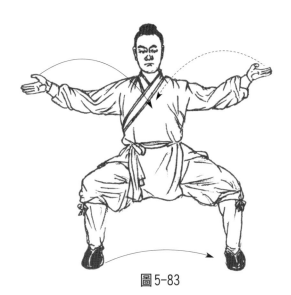

圖 5-83

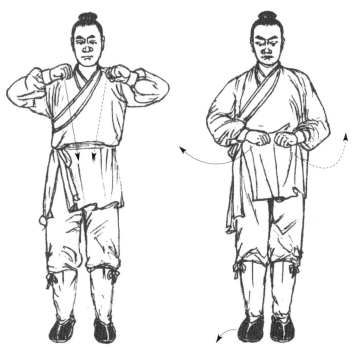

圖 5-84　　　　　　　　圖 5-85

第八段　地動山搖百邪消

【歌訣】

　　兩掌按住腎俞邊，提起腳跟踮腳尖。

　　百走不若抖法健，疾病難侵不老仙。

【練法】

　　1. 右腳旁開一步，與肩同寬；兩拳成掌左右分開繞至腰後，掌心按住兩腎俞穴部位，掌尖向裡，虎口向下。（圖5-86、圖5-87）

　　2. 以兩腳前掌撐地，兩腳跟提懸，成踮腳狀。吸氣一口，吸滿即閉住，然後，以腳前掌彈性地使腳跟連續起落，抖動身體。每閉一口氣大約抖動七下，要保

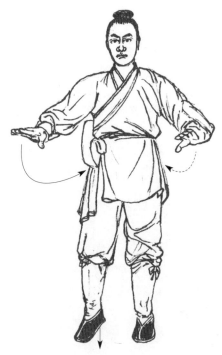

圖5-86

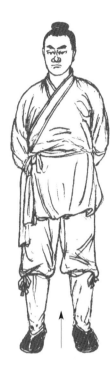

圖 5-87

持全身都有抖動性。一般反覆練習七口氣後，即可收勢。（圖5-88、圖5-89）

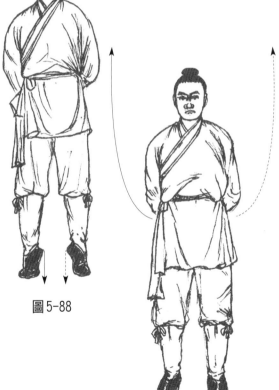

圖 5-88

圖 5-89

3. 兩腳掌落平。兩掌鬆開向左右抬臂而起，至頭頂再沿體中線下按，至膻中穴時左右分開而落於體側；同時，右腳收攏，全身放鬆，調勻呼吸。全功結束。（圖5-90、圖5-91）

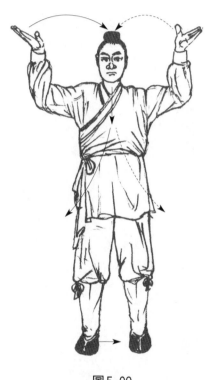

圖5-90

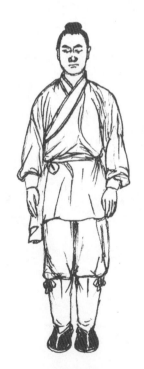

圖5-91

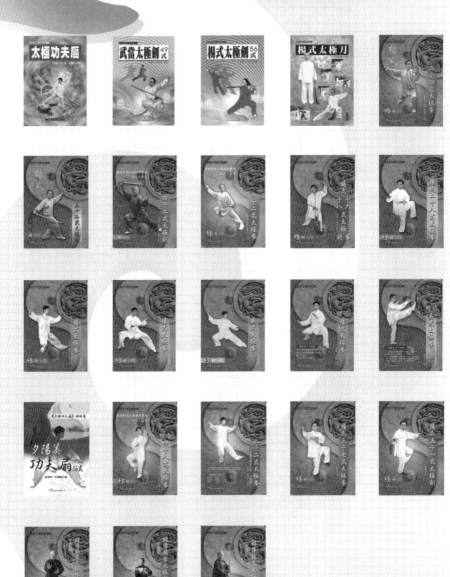

養生保健 古今養生保健法 強身健體增加身體免疫力

歡迎至本公司購買書籍

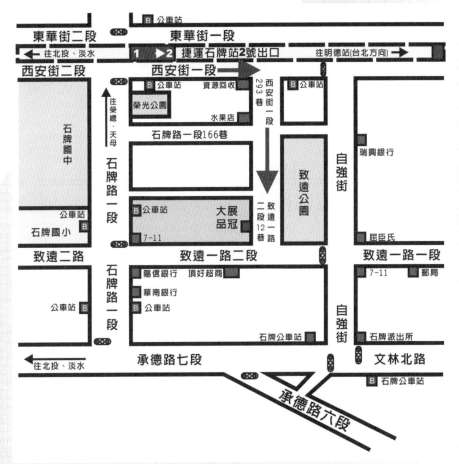

東華街二段　　　東華街一段　　　Ｂ 公車站

◀ 往北投、淡水　　1 ▶ 2 捷運石牌站2號出口　　往明德站(台北方向) ▶

西安街二段　　　西安街一段

Ｂ 公車站　資源回收　西安街一段293巷　　Ｂ 公車站

榮光公園　　　　水果店

往榮總、天母

石牌路一段166巷

石牌國中

石牌路一段

瑞興銀行

自強街

致遠公園

Ｂ 公車站　大展品冠　致遠一路二段12巷

公車站　Ｂ　7-11

石牌國小

致遠二路　　　致遠一路二段　　　致遠一路一段

陽信銀行 頂好超商　　　　7-11　　郵局

華南銀行

公車站 Ｂ　Ｂ 公車站

自強街

石牌派出所

石牌公車站

往北投、淡水　　　承德路七段　　　文林北路

Ｂ 石牌公車站

承德路六段

屈臣氏

建議路線

1.搭乘捷運‧公車

　　淡水線石牌站下車，由石牌捷運站２號出口出站(出站後靠右邊)，沿著捷運高架往台北方向走(往明德站方向)，其街名為西安街，約走100公尺(勿超過紅綠燈)，由西安街一段293巷進來(巷口有一公車站牌，站名為自強街口)，本公司位於致遠公園對面。搭公車者請於石牌站(石牌派出所)下車，走進自強街，遇致遠路口左轉，右手邊第一條巷子即為本社位置。

2.自行開車或騎車

　　由承德路接石牌路，看到陽信銀行右轉，此條即為致遠一路二段，在遇到自強街(紅綠燈)前的巷子(致遠公園)左轉，即可看到本公司招牌。

國家圖書館出版品預行編目資料

岳武穆八段錦匯宗／金鐵庵　濂浦　鐵崖　原著　三武組　整理
　——初版，——臺北市，大展，2019〔民108.09〕
　　面；21公分 ——（武術秘本圖解；2）
　　ISBN 978－986－346－261－3（平裝）
1.氣功　2.養生
413.94　　　　　　　　　　　　　　　　　108011130

岳武穆八段錦匯宗

原　　著／金鐵庵　濂浦　鐵崖
整　　理／三武組
責任編輯／何宗華
發 行 人／蔡森明
出 版 者／大展出版社有限公司
社　　址／台北市北投區（石牌）致遠一路2段12巷1號
電　　話／（02）28236031・28236033・28233123
傳　　眞／（02）28272069
郵政劃撥／01669551
網　　址／www.dah-jaan.com.tw
E - mail ／ service@dah-jaan.com.tw
登 記 證／局版臺業字第2171號
承 印 者／傳興印刷有限公司
裝　　訂／眾友企業公司
排 版 者／弘益電腦排版有限公司
授 權 者／安徽科學技術出版社
初版1刷／2019年（民108）9月

定價／250元

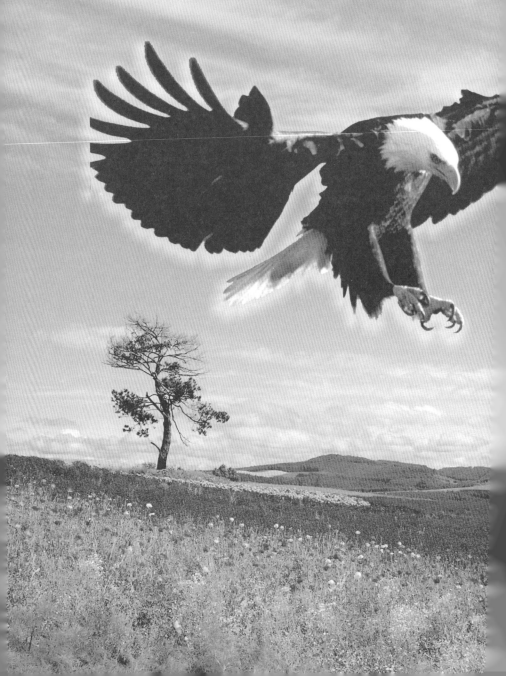

大展好書　好書大展
品嘗好書　冠群可期

大展好書　好書大展
品嘗好書　冠群可期